每個器官都在訴說愛

最擦心的解剖學

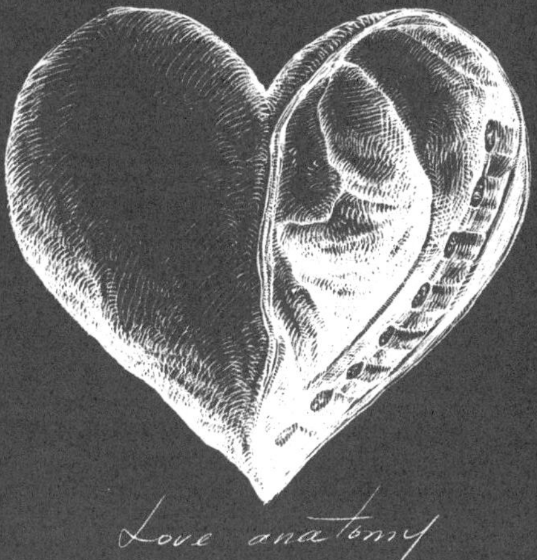

手拉心Solaxin
文・圖

推薦序

不忘初衷的醫者之心

江伯倫

在醫學生涯中，我們所學習的雖然是一種疾病，但是在臨床上，我們面對的卻是一位病人；因此，即使患有類似的疾病，每位病人也都各自有著不同的背景和故事。醫師是一種以自己的專業、讓每個人從疾病中恢復健康的職業，因此談到想建立怎樣的醫病關係，醫師如何與病人互動，可說是最重要的因素。手拉心醫師以他獨特、敏銳和細緻的觀察力，以及與病人和家屬之間富有溫度的互動，透過流暢的筆觸，將每位病人的故事和治療過程娓娓道來。再加上他以細膩手法畫出每個故事相關的主題物，並以簡明易懂的敘述，向讀者說明每項治療的過程及意義，讓讀者除了能在這本書讀到這些動人的小故事，也可以對每種疾病的基本醫療有初步的認識。

我認識手拉心醫師已有相當長的一段時間。從他早期在實驗室參與各種生物科學實驗研究，一直到他決定轉換人生方向、成爲一位救人的醫師，其中的過程我一直都十分熟悉。我想應該也是因爲習醫過程的這些轉折，讓他更能以溫暖和關懷的心去體會患者的感受，而我認爲，這也是成爲一位好醫師最重要的條件。在現今社會，患者需要的其實不是所謂的「名醫」，而是眞正懂得體諒，並且富有耐心的好醫師，只有這樣的心情和體會，才能做到「視病猶親」。書中這些故事在在顯示出，手拉心醫師除了確實以眞誠的態度關心病人，也關懷那些患者的家屬。因爲在面對疾病的同時，家屬所承受的壓力，其實並不亞於患者，也同樣需要醫護人員的關懷和理解。

從事醫師這份工作多年，我個人一直提醒自己：不要失去對每位病人的關懷和熱情。每次看診時所面對的，都是有感情、有血肉、活生生的人，他們是因爲生病，才求助於醫師，本質上仍是一個完整的個體，並不只是教科書上所描述的一種疾病而已。也一直期盼自己，不要因爲行醫的時間增長，而逐漸適應生老病死的痛苦，並因此變得冷漠。手拉心這本書，相信不僅可以讓一般民眾體會到醫者的心情和關懷，也可以喚起許多醫師心中那份之所以決志走入醫療工作的初衷。

在此，特予以推薦本書給所有生過病的人，以及從事醫療事業的所有同儕，願所有人都能更加關懷生病的患者，和那些在背後照顧、支持病患的家屬們。更希望手拉心醫師未來在行醫與照顧病人的空閒，能持續寫下這些感人和動人的故事。

（本文作者爲臺灣大學特聘教授、前臺大醫院副院長）

作者序

站在靈魂轉車的路口

身爲外科住院醫師，臨床生活總是充滿永無止境的忙碌、混亂和難以言喻的壓力：無論是體力上的負荷，或是心理層面的負擔。高度碎裂的時間，怎麼串都連不成一線，無論做什麼事，似乎都只能想辦法從時間的空隙裡再擠出一點空隙才行。

清晨六點多，天空仍舊一片魚肚白時，我們就已來到醫院，除了替術後病人換藥，還要記錄各種數據、了解昨晚是否發生什麼事件，以便隨後和主治醫師查房時，向他們報告病人的狀態；而這一切都要在七點半之前完成，因爲接下來有各式各樣的晨會需要出席。會議結束，我們得馬上趕到刀房，進行第一檯刀的術前準備；最後一檯刀結束後，又要回病房開醫囑、打病歷。若是當天值班，就得繼續看急診照會、接新病人、處理病患狀況、支援院內急救……等到終於有時間坐下來吃個飯，可能已是晚上十一點，吃的還往往是中午沒吃完的便當。

這些報告不完的個案病例、做不完的文獻簡報、接不完的新病人、跟不完的手術、不夠完美的開刀技巧、接不完的公務電話、處理不完的術後併發症、挨不完的責罵、讀不完的原文書……變成一個又一個難以成眠的夜，宛如永遠無法放下的巨石，日復一日透支我所剩無幾的體力，折磨我萎靡不振的精神。

日出而作，日落仍作，是習以為常的臨床生活，精疲力盡的住院醫師會抓住任何零碎的時間，在任何可能的地方補眠，簡直就像醫院中的角落生物。縱使這段過程既忙亂又痛苦，但正因為如此，住院醫師待在醫院的時間也是最長最久的，讓我得以親眼見證許多感人肺腑的人生故事、體會許多生死交關的揪心苦痛，以及感受無私大愛的溫暖。

對於絕大多數健康的人來說，醫院是個遙遠且不易親近的地方。透過文字和手繪，我希望能將那些刻骨銘心的體驗和倏忽即逝的溫柔，保鮮在一頁頁紙張裡，「外帶」到各位面前；希望即使是不熟悉巨塔生活的人們，也能品嘗到原汁原味的感動，看見隱藏在醫院冰冷外表底下，那些足以撼動靈魂的片刻。

感謝我照顧過的每一位病人，你們以最眞實也最豐富的生命經歷，教導我面對人生不同階段的困境時應有的態度與心境，讓我在相對年輕的時候，就能從盤根錯節的生老病死中，理出生命的要義眞諦與生而爲人的核心價值。

我知道自己非常幸運，明明還是個毛頭小子，卻有機會屢屢看見人生終站的眞實樣貌、生死夾縫間的人性光輝、人類在疾病面前的渺小和凜然，以及爲了深愛之人努力活下去的勇氣和堅強。這讓我明白，許多時候，死亡並不是人生最後的終點，而是靈魂轉車的地方，轉乘到其他人心中繼續活著；讓我明白，情感的羈絆可以如此強大與穩固，甚至能抵抗病痛的侵蝕，就算是死神的鐮刀也割不斷；讓我明白，絕大多數的人，在最後一刻來臨時，想念的往往不是萬貫家財，而是最樸實平凡的閒話家常。

也感謝在臨床歲月中不斷引領我成長的師長，手把手地教導我各種複雜艱澀的術式，知道該如何下刀、運用器械，讓我有能力以自己的雙手接下前輩們代代相傳的「武功祕笈」，並在持續的磨練中幫助病人一點一滴解除痛苦，讓我得以在人類與死神亙古漫長的拉鋸中，貢獻一點微薄的力量。

最後，感謝一路上相互扶持成長的戰友們，在充滿挫折失落的住院醫師臨床生活，能和你們一起大口大口吞下酒精、消毒洗滌陰鬱的心情，讓我有力量在拭去眼淚後，還能重新面對新的一天。

我始終認爲自己是幸運的，縱使身心再怎麼疲累，心裡仍有一個小小的角落，能讓我偷偷躲進去，肆無忌憚地思念我所思念的人事物；能讓我將自己在醫院中所看到、這些充滿愛和溫暖的片刻，一枚一枚地仔細摺疊收藏；並將這些故事分享出來，讓大家也能感受到在冰冷現實之外，仍持續溫熱的愛。

若這本小書能爲各位帶來活下去的勇氣和力量、看見人性脆弱也堅強的一面，並體認到無所不在的愛，將是我無上的光榮。

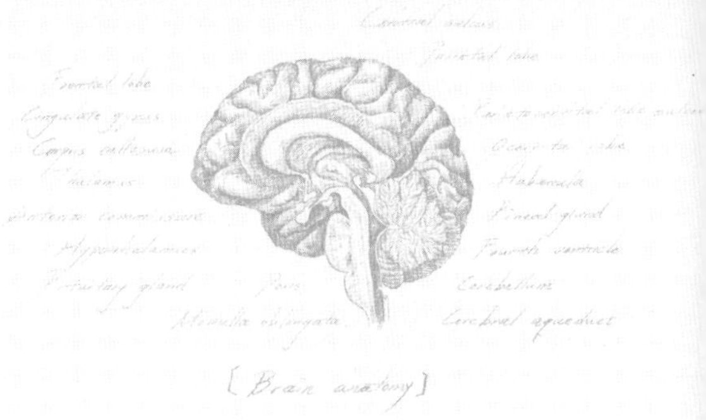

Part 1

最撩心的解剖課

Part 2

醫療第一線的腎上腺素

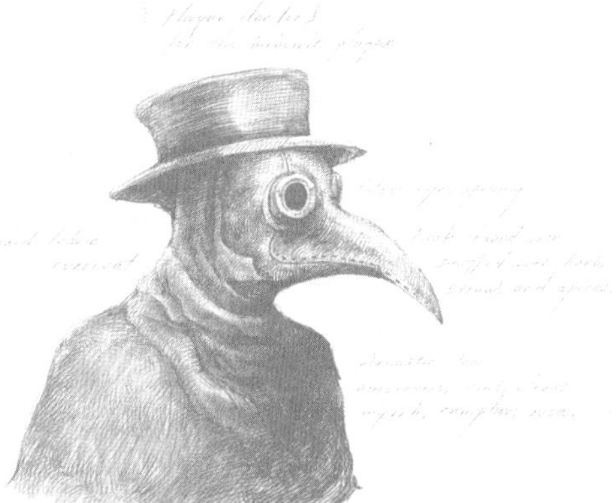

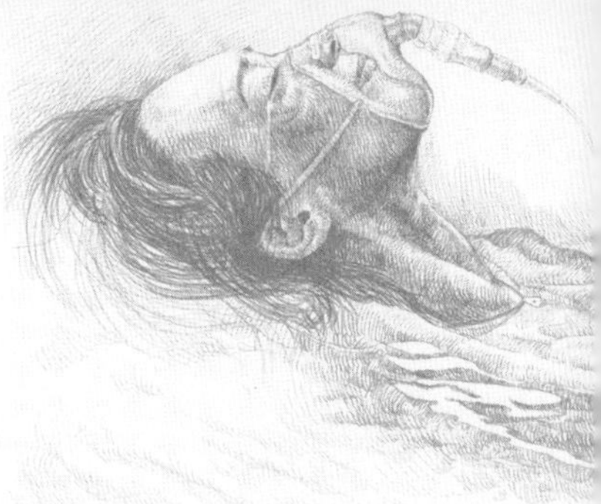

Part 3 生死交關時注入的強心針

Part 4 以摯愛與柔情合成的升壓劑

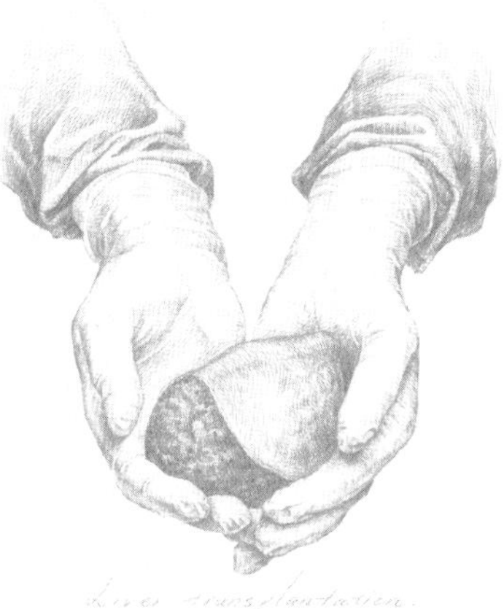
Liver transplantation.

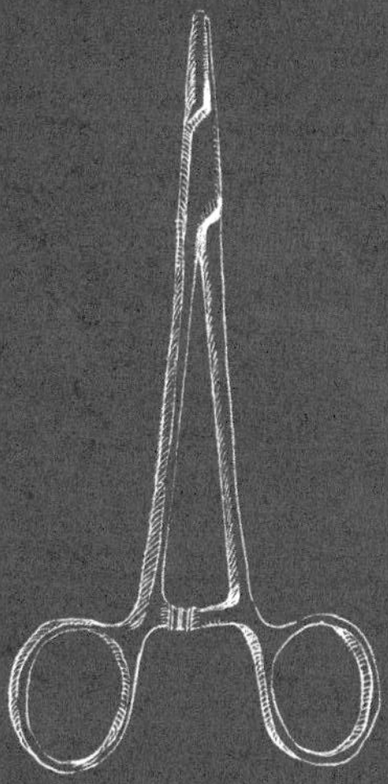

Part 1
最撩心的解剖課

蝶骨解剖學

蝶骨是二十九塊顱骨中最接近中央的骨頭，有兩對大小翼連結於蝶骨體上；從正面看，形狀像是蝴蝶，因此得名。換言之，每個人的頭部深處，都住著一隻展翅飛翔的蝴蝶。這隻翼展寬度比眼鏡框還小的蝴蝶，卻是許多重要腦神經通過的路徑，包括動眼神經、三叉神經、滑車神經、外展神經、上下顎神經，通往腦袋的中腦膜動脈也由此經過；吃飯用的部分咀嚼肌（內翼肌、外翼肌）也附著於其上。它是許多構造的樞紐，更是生命中最不可或缺的小蝴蝶。

而妳，就像是我的蝶骨，翩翩展翅穿梭於我混沌的人生中。在一片雜亂的腦海裡，以優雅輕柔的舞姿，撫慰我滿是傷痕的回憶，重整我年久失修的功能和自信，支持我在現實社會中跌跌撞撞地闖蕩，卻依然不離不棄，在生命最核心的位置陪伴我，不只停在我肩頭、依偎在耳邊，更帶著我飛翔到天邊。

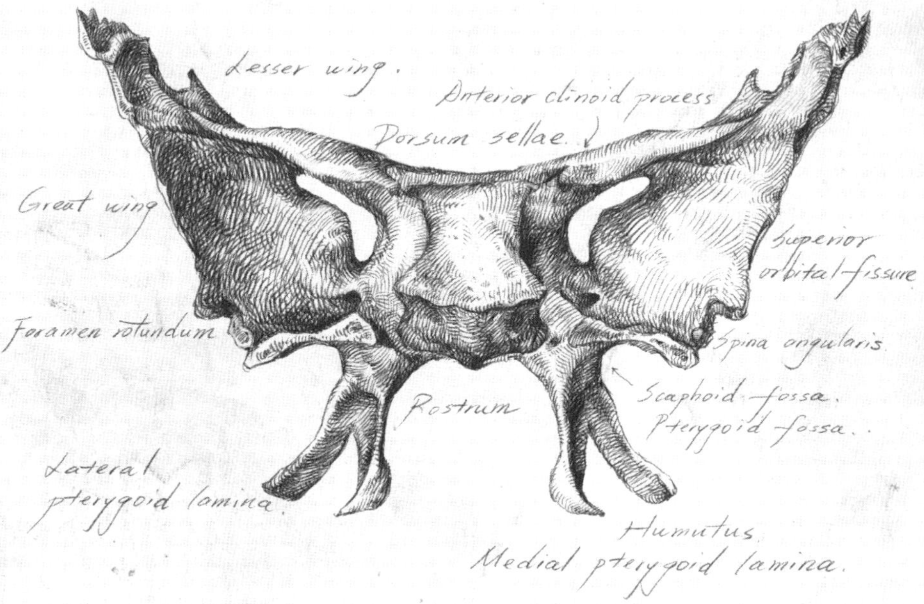

[Sphenoid Bone].

the bone likes a butterfly.

甲狀腺解剖學

每個人體內，還停著另一隻蝴蝶。

這隻展翅飛舞的蝴蝶，是位在脖子前的甲狀腺（thyroid gland）。位於盾牌狀的甲狀軟骨下方與氣管前方，僅三公分大、十五公克重的這隻蝴蝶，雖然看似如此微不足道，卻在人體中扮演著舉足輕重的角色，負責調控新陳代謝的速度、維持身體能量的使用。當它因甲狀腺素分泌不足而導致甲狀腺功能低下（hypothyroidism）時，我們就會代謝失常、疲勞倦怠。

妳就像我生命中的蝴蝶，優雅地在我每個悸動的節點上翩翩起舞。用妳精心焙製、深沉醇厚的甲狀腺素，充滿我幽暗疲憊的藍色靈魂，振作我傷痕累累的積勞身軀，讓我即使承受排山倒海的種種壓力和衝擊，也能以無所畏懼的態度來面對。只因我知道，妳會無時無刻地飛翔在我身邊，不曾離開。

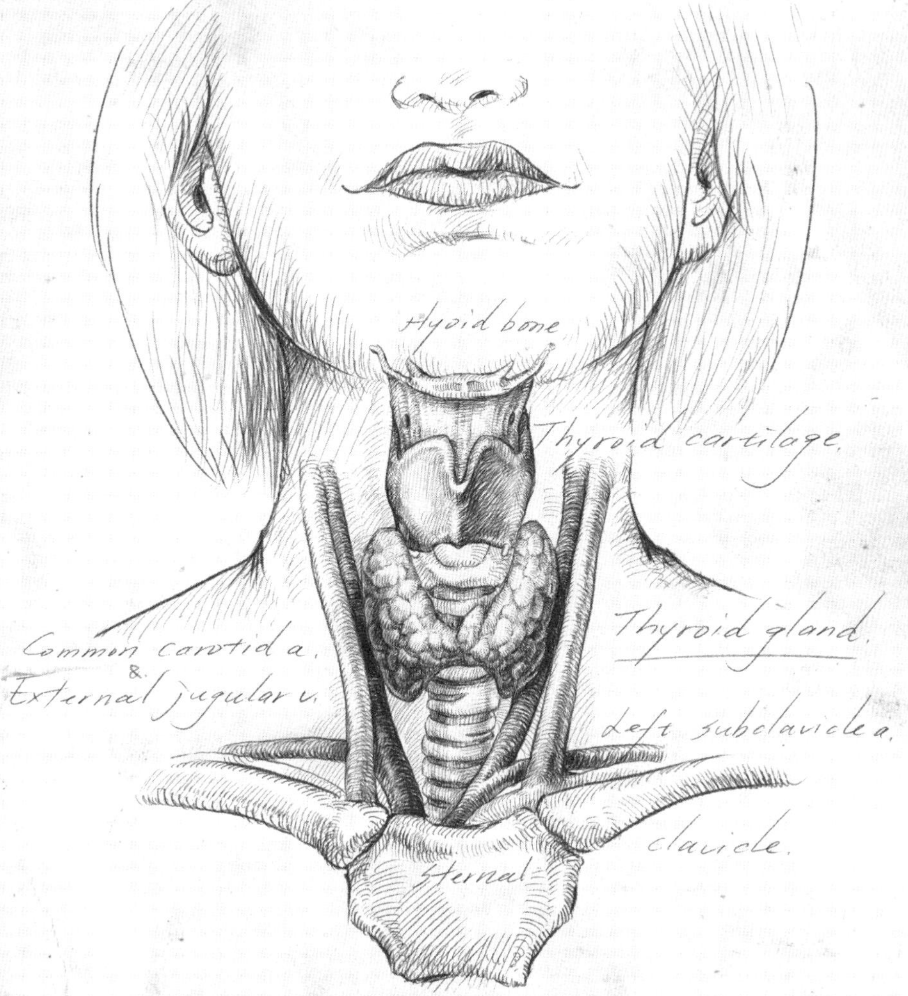

[Thyroid gland anatomy]

大腦解剖學

人類的腦是整個生物界中特化❶程度最高的器官。據統計，整個腦部由一千億個神經細胞組成，進一步塑造出大腦（cerebrum）、小腦（cerebellum）、中腦（midbrain）、橋腦（pons）、髓腦（medulla）等腦區。而這重約一．四公斤的器官，雖然只占了人體重量的二%，卻需要消耗整體氧氣供應量的二〇%，才有辦法處理、整合各式各樣龐大的神經訊息。

據研究統計推算，正常人類的大腦容量，約莫等同於四十七億本書。但奇怪的是，自從遇見妳之後，我這一千億個神經細胞，卻只裝得下妳一人。

❶ specialization，由於功能等方面的限制，導致細胞、組織、器官，乃至整個個體產生結構上的改變，使得個體能在某種功能上具備更高的效能。

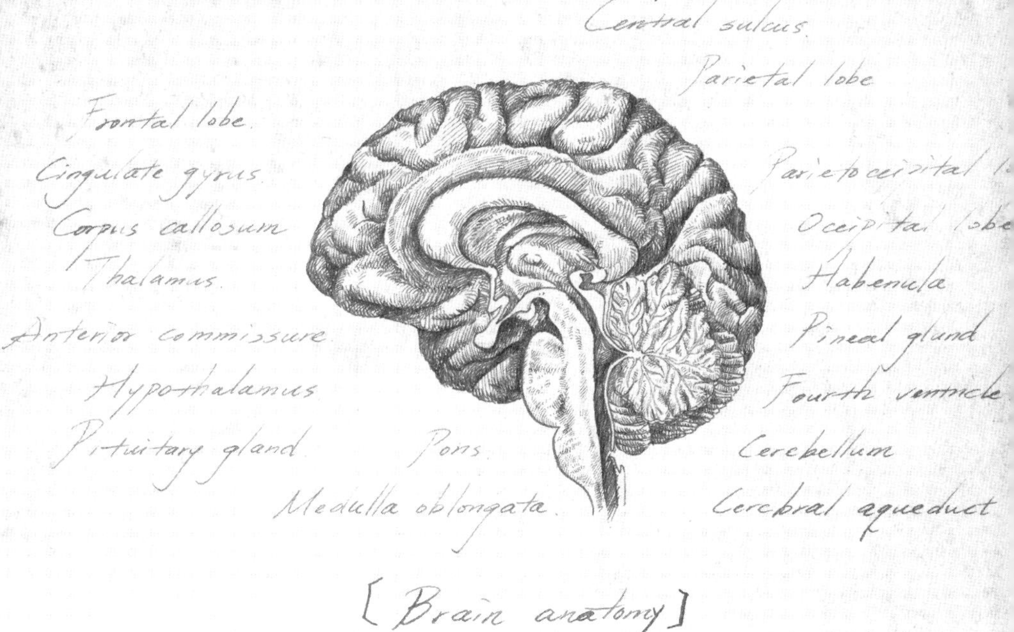
Central sulcus
Parietal lobe
Frontal lobe
Cingulate gyrus
Parietoocipital l
Corpus callosum
Occipital lobe
Thalamus
Habenula
Anterior commissure
Pineal gland
Hypothalamus
Fourth ventricle
Pituitary gland
Pons
Cerebellum
Medulla oblongata
Cerebral aqueduct

[Brain anatomy]

小腦解剖學

小腦（cerebellum）是位於大腦後下方的獨立腦區，雖然它的個頭小，約只有一顆網球大，但功能卻一點也不微小，對人體動作訊號的整合，有舉足輕重的地位。小腦蒐集從脊髓和其他腦區發出的訊號，透過兩億根神經纖維纜線，如電信公司的中央集線庫房般，接收來自每一寸軀體的生理電訊號；接著，再依照訊號種類，分接至四百億個小腦顆粒細胞（cerebellum granule cell），好針對四肢軀幹的運動及移動進行微調和整合，讓人類得以擁有平衡能力、能做出精細動作，並透過姿勢動作學習，讓動作能力產生持久的改變。

也因此，在臨床上，小腦受損的病人，往往會產生動作失調的症狀，比如步伐會像醉漢般不協調、難以維持肢體的平衡，或是因距離判斷失常（dysmetria），導致難以拿取放在面前的杯子或餐具。

過去的我，曾在感情路上發生嚴重事故，以致受損的腦區至今仍未恢復活性，這讓身處迷茫愛戀中的我，常對眼前的感情產生嚴重的辨距不良，拿捏不好適當的距離。而妳，就像我的小腦，在無數個輾轉難眠的失眠夜裡，整合我對妳每秒四百億次盤根錯節的思念，讓踏著略顯不協調步伐的我，得以被妳那不著痕跡，卻又無微不至的關心和叮嚀，以及那不動聲色，卻又溫暖至極的安慰和鼓勵，微調仍顯生澀的愛情平衡感，在朦朧的迷霧中，得以跌跌撞撞地，朝著妳的方向前進。

[Cerebellum anatomy]

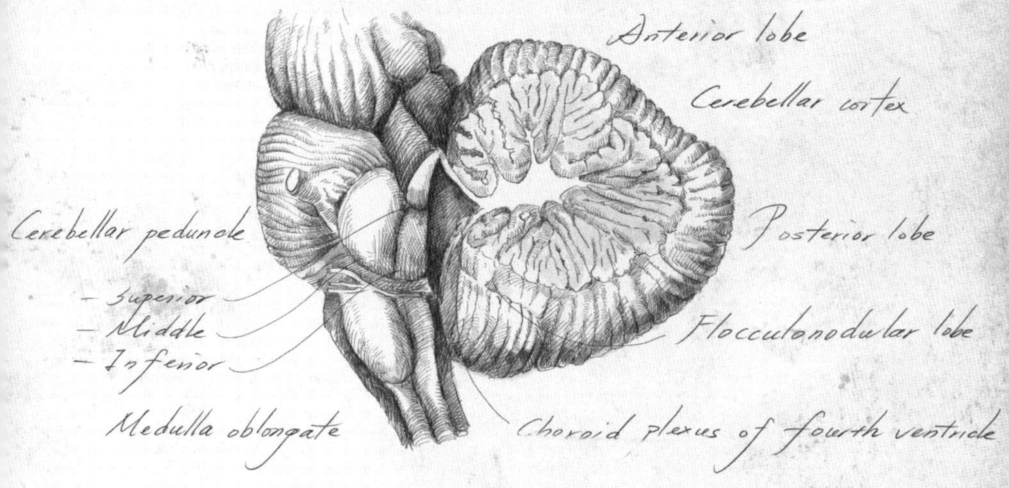

牙齒解剖學

人類的牙齒主要由三個部分所組成，分別為牙釉質、牙本質、牙髓腔。之所以可以如此強健，讓我們遍嘗各式各樣的山珍海味，甚至還能嚼甘蔗、啃骨頭，都要歸功於覆蓋其上的堅硬釉冠層，以及其下富有彈性的牙本質。從微觀的尺度來看，可以發現一束一束的微晶結構緊密排列於釉冠層，這也是它強韌的原因：就像一根竹筷子很容易折斷，但若是聚集成一大把，就很難以讓它們斷掉。

牙齒可以分成四種型態：門齒、犬齒、前臼齒和臼齒，每種類型的牙齒皆對應著不同功能：門齒可以切割、犬齒用於撕碎、臼齒則可碾碎。和大多數的哺乳類一樣，人類擁有雙套牙，第一套牙稱為乳牙，會在六個月左右開始長出，全數發育而出時，將有二十顆。

隨著孩童發育，到了六歲之後，乳牙會漸漸依序脫落，換上第二套牙，也就是所謂的恆齒，總共有三十二顆，讓我們在剩下的漫長歲月中使用，直到年老或因嚴重蛀牙、受傷而脫落。

妳是成長於上顎的牙齒，而我，則是對應於妳的下排牙齒。我們在懵懂年少的青澀時期邂逅，在每天的磨合中逐漸熟絡，進而一起咀嚼稚嫩的歲月片段、品嘗箇中的甜蜜酸楚、分享口中的苦澀嗆辣。我們歡笑，我們拌嘴，我們共同在那數千數百個日子裡，發酵著百感交集的回憶。也許，曾經未諳世事、乳臭未乾的我們，隨著時間過去，開始對彼此的關係產生動搖與疏離，漸漸的，互相背離，越走越遠。

但我相信，在未來的某個時刻，我們最終將以成熟恆齒的姿態再次相遇，畢生相互扶持，相守相依，允諾生死與共的永恆羈絆，不再輕言離去。我也深信，我們將一起豪邁地用盡一輩子來大啖人生，陪伴彼此無數次大哭大笑，直到被老化崩離的牙床拆散，至此方休。

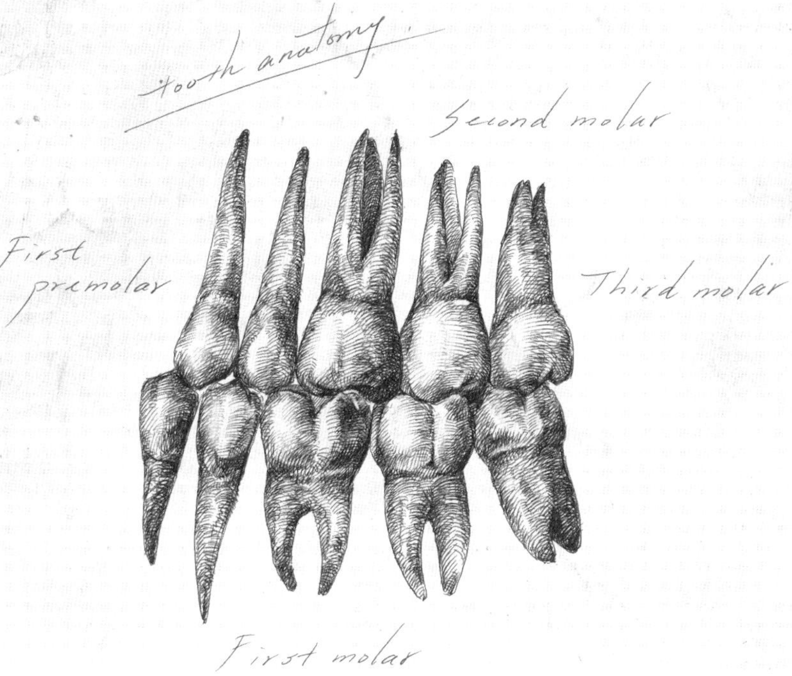
tooth anatomy
Second molar
First
premolar
Third molar
First molar

下頷解剖學

人類的顱骨由二十九塊骨頭所構成，大小不同，形狀各異。有小到像一片手指甲的淚骨，有大到如半個椰子殼的頂骨，有形狀宛如蝴蝶的蝶骨，還有形似奇特珊瑚的篩骨……相互連結咬合，伴隨著來回穿梭其中的血管神經，組合成線條流暢，但內在錯綜複雜的人類頭顱。

而下頷骨（mandible），則是顱骨中唯一游離的骨頭，它透過顳頷關節（temporomandibular joint）和頭顱相接，使我們能做到開闔咀嚼的動作。除此之外，下頷骨還負載著下排十六顆牙齒的生長，在其骨骼表面亦有穿通的神經孔形成，讓頦神經（mental nerve）和下齦神經（inferior alveolar nerve）得以穿梭於下頷骨中，感知著牙齦、下巴和下唇。

對我來說，下頷骨是非常重要的骨頭，因爲有它存在，我才得以私藏那個妳給我的、最完整也最美好的吻。

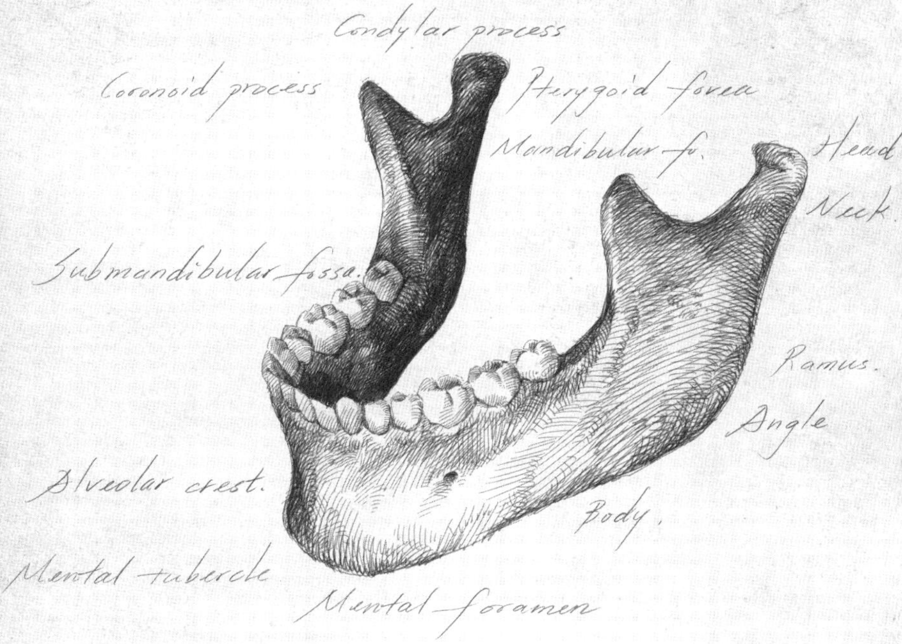

Condylar process
Coronoid process
Pterygoid fovea
Mandibular f.
Head
Neck
Submandibular fossa.
Ramus.
Angle
Alveolar crest.
Body.
Mental tubercle
Mental foramen

肺臟解剖學

存在於胸腔中的肺臟，是人類重要的呼吸器官，總共由五瓣肺葉組成，左側有兩葉，右側有三葉，透過交錯穿梭於其中的微血管網，將紅血球輸送至三億個肺泡旁，再利用它們所攜帶的血紅素（Hemoglobin），萃取空氣中僅占二〇%的氧氣，進一步濃縮提煉至九九%血氧濃度，使人體得以獲取足夠的充氧血，供應全身千千萬萬的細胞組織，執行多樣的生理功能。

就像我對妳的思念，隨著每次呼吸，填滿胸腔的每一顆肺泡，讓我得以在每一口錯綜複雜的思緒中，純化出九九%的深情悸動，氧合我曾經休克的生命。

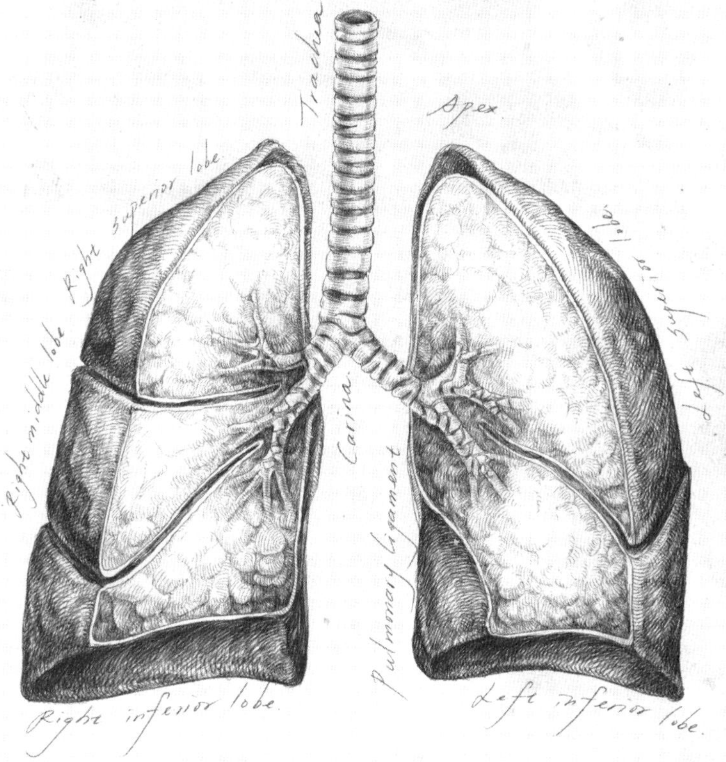

[Pulmonary anatomy]

肝臟解剖學

位於右上腹部、橫膈膜下方，有個重約兩公斤、柔軟但質脆的器官——肝臟。

肝臟是人體所有臟器中，再生能力最優異的，因爲儘管它是體內第一線負責毒素降解和代謝的主要器官，但就像軍隊裡的地雷拆除大隊，偶爾會在前線排除炸彈或地雷時意外受傷，而肝臟在解毒過程中，也會因此導致細胞凋亡，故需要前仆後繼的再生機制，好補充前線陣亡的細胞，以維持一定的數量執行正常生理作用。

據研究，只要能剩下肝臟最初大小的二五％，即能完全恢復至原先的重量；且肝臟的再生程序能迅速地啓動，最快三十分鐘內，便能開始招募新兵，啓動一系列生長因子（EGFR、c-Met）及轉譯因子（β-catenin、Notch-1），讓受損的部分重返新生，繼續轉化毒素、保持血液的純淨。

不過，若是長期讓肝臟暴露在過高的工作量之下，比如過度酗酒，將慢性地造成酒精性肝炎、肝細胞壞死、淋巴球浸潤，並進一步導致肝硬化，甚至是最後無法挽回的肝衰竭（hepatic failure）。

而我，就像妳的肝臟，義無反顧地代謝轉化妳體內日積月累的毒素：那些來自工作上的崩潰、生活上的挫折、人際間的委屈、對理想的失落。妳一口接著一口灌下那些麻醉生命的放縱，釋放出成千上萬破壞青春的活性代謝物，而我總是二話不說，一口接著一口吃下那些含有劇毒的悲傷自由基，只爲了減輕妳的負擔，讓妳的心再次自由。

即使我早已知道，妳將我的默默付出，視爲理所當然的義務；也早已察覺，妳毫無節制的慢性放縱，深深地毒害著我們岌岌可危的關係。但是，我仍會義不容辭地增殖我對妳毫無保留的愛，包容妳所有的理性和任性、所有的想望和失望，竭力淨化我們之間所剩無幾的眞摯，直到肝衰竭爲止。

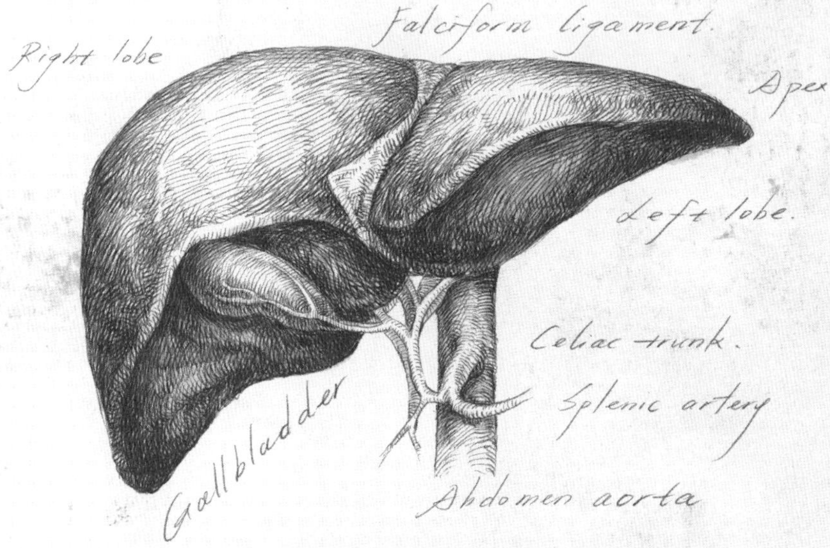

[Liver anatomy].

心肺移植

在各種沉重壓力接連反覆碾壓衝擊之下，我奄奄一息的軀體眼看就要窒息於心肺衰竭。在絕望的臨終時刻來臨之際，終於盼到妳從已腦死的感情裡，移植到我的胸腔；妳以絕對的愛，復甦我險些凝固的血液循環，氧合我幾近枯萎的靈魂。

從這一刻開始，妳成爲我的心，也成爲我的肺，成爲我仍能活在世上的唯一原因。從這一刻開始，妳重置了我的生命，我先前的種種都只留在過去，曾經的歲月都已不再。此時此刻起，我此生此世剩餘的人生，都將只爲了妳而活。從這一刻開始，我是妳，妳是我，we are one。

爲了妳，我願一生服用高濃度的抗排斥藥，壓抑先天敏感的免疫系統，忍受各式病菌的無情感染，只願妳能一生定居於我最核心的胸腔裡，讓我用終生不變的三十七度體溫溫暖著妳，用最堅固的十二對肋骨向心地擁抱妳、時時刻刻保護妳，讓妳此生不再經歷分離的心如刀割。

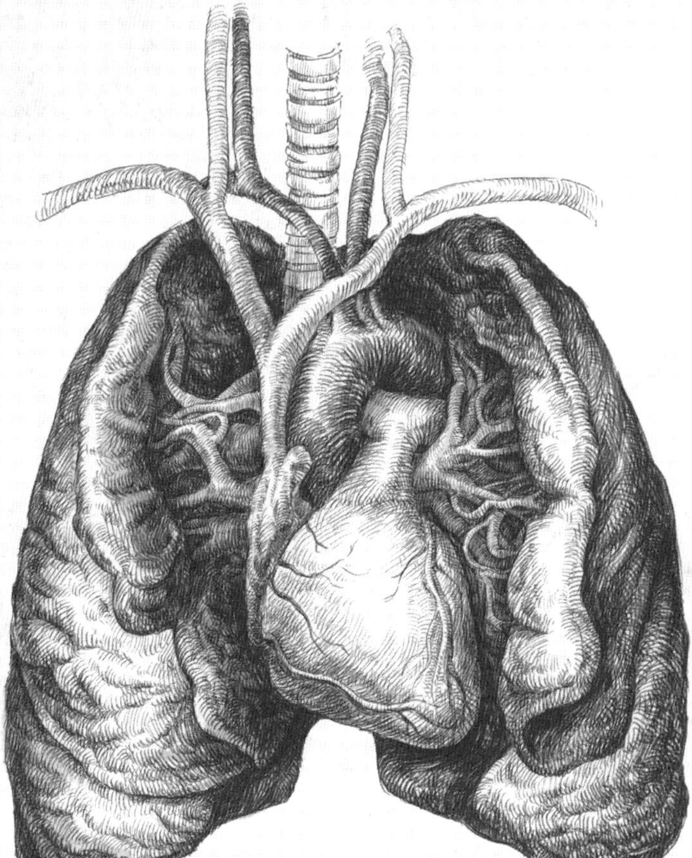

Cardiopulmonary transplantation

腎臟解剖學

人類的腎臟是個極其緊緻又功能強大的過濾系統，在大小約爲十公分乘以五公分、像是拳頭大小的腎臟裡，可塞進八十萬到一百萬個微小濾芯。這些稱之爲腎元（nephron）的濾芯，可執行超濾作用（ultrafiltration），其前端濾網孔洞大小平均爲一二・一奈米，細小到只有頭髮直徑的二十萬分之一，但每分鐘卻可以從血液中過濾出一二〇毫升濾液。依此速率換算，一天約可濾出高達一八〇公升的濾液。但是，我們的身體每天卻只會製造出一・五公升的尿液，這是因爲腎元中的腎小管（renal tubule）會回收九九％仍含有用物質的濾液，只排出一％的代謝廢物和毒素。

而我，就像妳的腎臟，全年無休，不論四季，無時無刻全速過濾著對妳源源不絕的愛，只爲了濾掉一％的雜質，保留那最純粹的九九％。

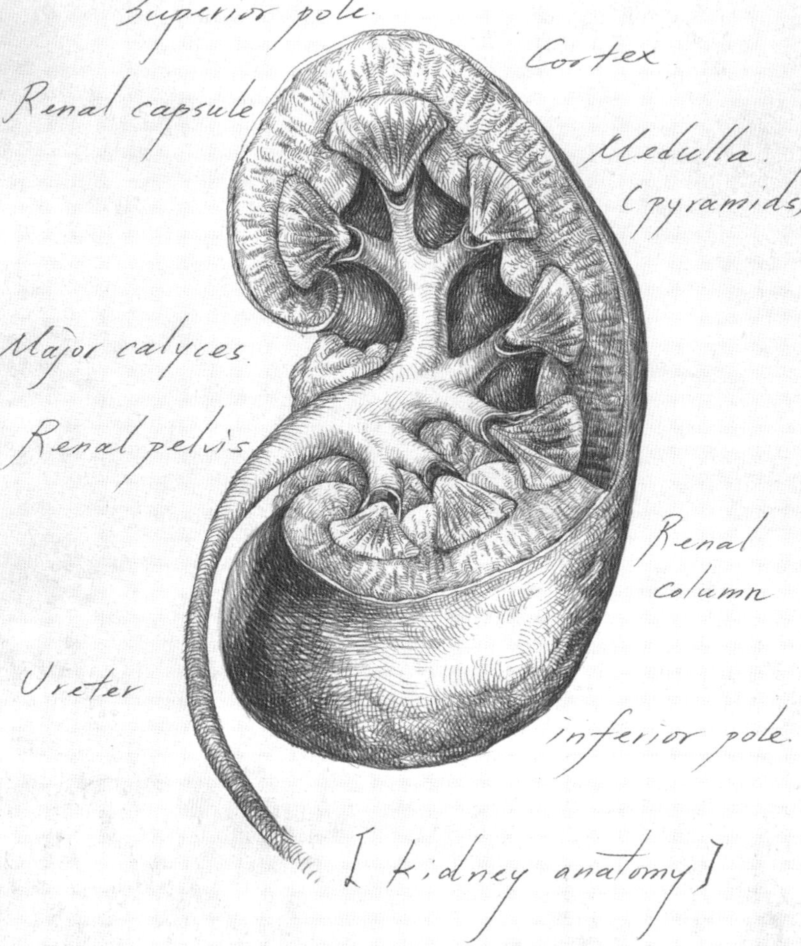
Superior pole.
Cortex.
Renal capsule
Medulla.
(pyramids)
Major calyces.
Renal pelvis
Renal
column
Ureter
inferior pole.
[kidney anatomy]

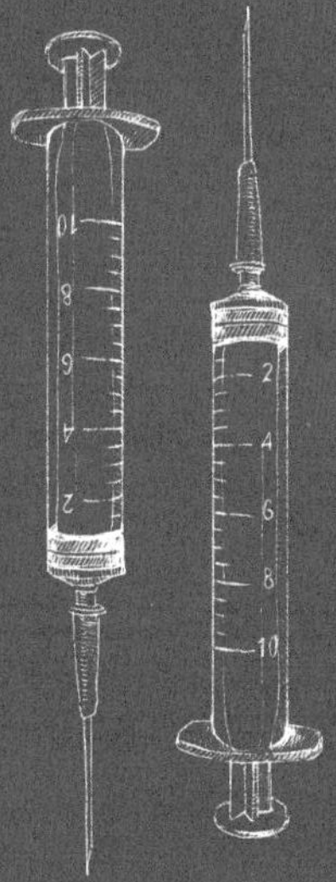

Part 2
醫療第一線的腎上腺素

十萬個外科結

申哥總是瘋瘋癲癲的，唯一的例外是進行手術時。

他是我在心臟外科訓練時帶我的主治醫師。身材高大魁梧、皮膚黝黑的他，脖子總是掛著一條粗獷的金項鏈；略帶殺氣的臉上，留著不修邊幅的鬍碴；查房時不穿白袍，反而穿著一身黑、踩著塑膠洞洞鞋就跑來了；要是跟不認識的人說他是來討債的，我相信絕對不會有人懷疑。不僅如此，他查房時也十分瀟灑隨性。比如說，我們在不同病房和護理站之間移動時，他總是拿著手機玩手遊；玩輸時，還會幹聲連連，毫不掩飾。

有一次，我跟他從逃生梯前往其他樓層查房，他不顧旁邊滿是病人，大刺刺地和我分享去靶場進行實彈打靶的經驗，講到激動處，還直接做出手握機槍射擊的姿勢，大聲說：「扳機按到底，就這樣『噠噠噠……』地整排掃射，超舒壓、超爽的！」即使人們紛紛轉過頭來、投以異樣眼光，申哥仍繼續發出

「噠噠噠」的狀聲詞，對著空氣鳴槍，絲毫不在意身旁的我臉上表情早已尷尬到不行。

除此之外，他和病患說明講解時，也十分直白，完全不拐彎抹角，很多時候甚至可說是非常直接。他好幾次操著帶有濃濃海口腔的臺語，毫不掩飾地對病人說：「你出院後，若是不聽話一點，照常抽菸喝酒樣樣來、不休息養病到處跑吼，我跟你說啦，你會死啦！會死啦！」雖然我看得捏了好幾把冷汗，但病人卻總是對他不停鞠躬、畢恭畢敬地允諾會好好遵從醫囑，嘴上還說著「這條命是你救回來的，都聽你的啦」。

申哥每每都要聽到他覺得滿意的答覆，才願意拍拍病人的肩膀、離開病房。看著他大搖大擺、三角六肩地在醫院巡房，有時甚至讓我產生陪著角頭巡田水的錯覺，而我就是他身邊的跟班小弟。

不過，那些錯覺都會在申哥站上主刀位置時瞬間瓦解。一旦他刷好手、穿上雙層加厚無菌衣、戴上手術放大眼鏡時，原本玩世不恭的眼神會突然變得如白頭海鵰般銳利且充滿殺氣。手術房裡任何人的一舉一動，他都監看得一清二楚；所有器械和儀器的擺放，也都必須如他所下令的精確無誤；更別說參與手術的住院醫師、刷手及流動護理師，所有動作、手勢、拉勾、擺位都要十分到位，只要稍有鬆懈，自然免不了一串臭罵。

申哥開起刀來有如醫龍降臨，手起刀落，全無多餘動作，絕不拖泥帶水。他的雙眼似乎能透視病人身體構造，所下的每一刀都沒有絲毫猶豫，且總是準確無偏差。看他的雙手在剖開的胸腔裡來回進出，穩定得有如自動工廠裡的機械手臂，根據事先規畫設計好的藍圖，快速且高效地拆解心臟和血管，修補損壞缺失的部分，然後再次分毫不差地組裝縫合起來。

一上刀就跟平時判若兩人的申哥，就算說他是起乩進入神的領域，我想也沒有人會反對；而我跟著刀神上刀，常常瞠目結舌地看得出神。

還記得剛開始跟申哥的刀時，曾遇過一位六十多歲的女性病患，轉診到申哥的門診時，已呈現呼吸急促、下肢水腫、食欲減退的症狀。心臟超音波檢查發現，是嚴重的二尖瓣鈣化狹窄加上血液逆流，已到了病入膏肓、隨時可能猝死的階段，需要接受心臟外科手術，才有機會挽回一命。

原本不想開刀的阿桑還跟申哥說，她回去會好好躺床，這樣就不會喘。不料申哥聽到這話，立即板起臉，用殺氣滿格的口氣回答：「好啊，那妳死在床上的時候，就不要怨嘆我沒跟妳講！」

他事後提到，他也不想說重話，但在行醫過程中，看過很多沒有病識感的病人，最後也都栽在自己錯誤的決定。或許無奈，但如果想好好救活病人的話，醜話就要講在前頭。很快的，阿桑接受了病情嚴重的事實，入院進行了手術。

在劃下第一刀前的暫停時間❶，申哥大聲念出病人的名字和年齡，以及要實行的二尖瓣置換手術後，便操起電刀，開始往心窩處深入挖掘。隨著鋸開胸骨、進入縱膈腔、切開心包膜後，一顆活生生奮力跳動的心臟便展開在眼前。當初生之犢的我還在爲眼前的畫面震撼時，申哥已經快速地將心肺機管路插入大血管，並將血液抽到機器中氧合，建立外部血液循環。隨後，在與體外循環師❷的相互配合下，心臟漸漸慢了下來，最後暫時停止跳動，主刀醫師這才能切開主動脈，進入左心腔室，移除鈣化嚴重的二尖瓣。

❶ time out，此時手術室中的所有人都要停下手上的準備工作，重覆確認病人姓名、手術部位、手術名稱、病人的手術擺位等，確認無誤後，才能進行手術。

❷ 負責操作人工心肺機，讓病人的心臟停止跳動，以便醫師進行手術。

申哥熟練地在人造瓣膜和心臟組織之間穿針引線，神速地將數十條縫線打上外科結，牢牢地將瓣膜固定在心臟內壁，完成二尖瓣置換手術。看著他戴著白色無菌手套的雙手，飛快地在無影燈下變換著打結的手勢，我彷彿看到白色小天使在一片鮮紅大地上，如旋風般疾轉，跳著治癒之舞。

從早上八點進刀房，直到下午兩點多，這檯刀才終於結束。我們在縫合好的傷口上塗抹藥膏、蓋上紗布後，開始撤除染血的綠色手術鋪巾，麻醉科醫師也開始喚醒病人。我幫申哥鬆開手術衣後面的結，這才發現他穿在裡面的刀房服竟已汗濕了一大半。下刀後的申哥不但脫下了手術衣，也脫下了嚴肅，跨坐在角落的金屬升降椅上，再度講起五四三的笑話；其他人則繼續收拾器械和儀器，有說有笑地善後滿地的凌亂。

等到大家打理結束，魚貫離開手術室後，申哥突然滑著他的椅子，滑到正打著電腦、開立醫囑的我身邊，淡淡地對我說：「學弟，你知道嗎，我們從住院醫師開始，每天不斷練習打外科結。那些練習所打的數十萬個結，就是爲了眞正上場的時候，能讓我們在病人體內留下的每一個外科結，都可以用上數十年，陪他們一輩子。」

申哥拍了拍我的肩，難得說出感性的話：「我們綁上的外科結，只能被火化摧毀，不能因爲其他原因鬆脫！」

語畢，申哥滑著手機，一邊吹著口哨，一邊晃出刀房。

看著搖搖擺擺的背影消失在長廊那頭，雖然依舊散發出濃烈玩世不恭的氣息，但我卻覺得這吊兒郎當的身影突然多了幾分帥氣！他的肩膀彷彿溺水者眼前的浮木，默默地扛起多少人載浮載沉的絕望。在他這副輕鬆自如的態度背後，不知道歷經過多少精實的訓練和痛苦的磨練、忍受過多少無法闔眼的半夜急刀和不能中斷歇息的複雜大刀、承受過多少次失敗的打擊和咎責的控訴，又吞下過多少力竭的汗水和自責的淚水，才能使他蛻變成菩提道上的入世菩薩，以自己的雙手，承接每個沉重的靈魂。

心臟外科醫師對病人的愛，透過靈巧熟練的指尖，注入在每一個扎扎實實的外科結中，隨著人造瓣膜一起固定於心臟裡，在胸腔中陪伴著每一次心臟搏動、陪伴他們經歷每段歲月的悲歡離合、陪伴他們體會人生路上的陰晴圓缺，以及在最後時刻來臨時，陪伴他們從生命的花開走到花謝，直到雙眼靜靜闔上。

這一刻，刀房的空調稍嫌寒冷，但我的內心卻異常炙熱。

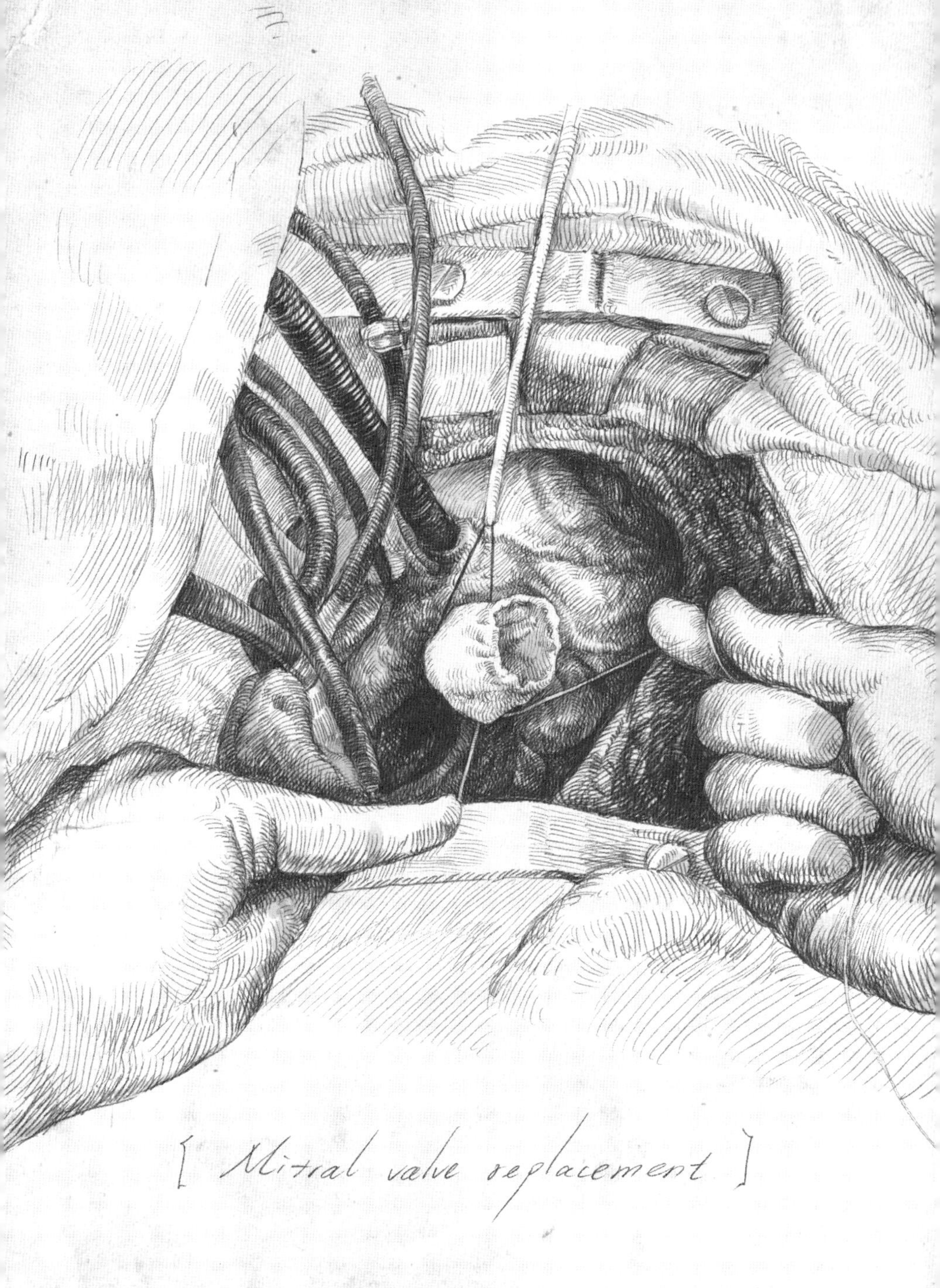

[Mitral valve replacement]

人字疤

「人這個字，只有簡單的兩筆畫，但是爲什麼，這個字所乘載的現實，卻複雜到如此沉重？」小雪浮腫的雙眼布滿血絲，面無表情地看著汨汨鮮血從左手腕的利刃切口流出，輕描淡寫的語氣，好像這些傷口是在別人手上似的，未曾露出一絲疼痛的表情或哀叫。

第一次遇到小雪，是在急診的創傷外科值班時。對她的印象之所以很深刻，不是因爲她雖然只有二十多歲，但左手腕卻滿是一道又一道跟自己過不去的痕跡；也不是因爲她明明看起來如此清秀文靜，病歷上卻記載了好幾次自殺通報；而是第一次看到割腕的傷口，是「人」字形的。

一般來說，想用割腕達到自殺目的，想以此方式離開人世，很少會眞的成功。一來手腕的表淺位置都是血流量和血壓不大的靜脈，劃開傷口不久之後，血小板的凝血功能就會發揮作用，大大降低傷口的血流；二來是手腕底下有正中神經和尺神經，在割到動脈之前，就會先因為傷害到神經而痛到罷手。也因此，許多病人後來都是因爲太痛，自己打電話叫救護車的。

這類個案有一部分是急診的常客，有時候值班還會碰到回頭客；偶爾他們會在縫合時跟我們聊天，說哪一道疤是哪一位醫師縫的，還比較誰縫得整齊漂亮，手腕肌膚儼然變成醫師們的縫合展示區。但縫過許多手腕傷口的我，還是第一次看到「人」字形的切口。從小雪其他已經結痂的疤痕，可以知道她不是第一次因此來到急診，這使得她對縫合的步驟不但不感到陌生，甚至可說十分熟悉。我才剛走到待診區，開口對她說「那我們先……」的時候，她便捧著左手起身，接下我的話：「到縫合室？我知道怎麼走。」

走進急診手術室，我來到一旁的醫材櫃，依序將以綠色單巾包裹起來的整形外科縫合包、七號半無菌手套、一〇西西空針、利多卡因局部麻醉藥、4-0尼龍縫線拿出，一一擺放到活動金屬檯上時，小雪早已自顧自地坐上手術無影燈照射下的診療床，雙眼直直盯著自己的左手腕，看著被高功率手術燈照得閃閃發光的血液，漸漸從傷口滲出，她的淚水也默默地從水汪汪的大眼睛流下。

「好難啊，醫生……人生好難啊……」我一手拉著滑輪椅，一手推著擺滿醫材的金屬檯來到她身邊時，小雪壓低著嗓門、吐出了這幾個字，說著：「寫『人』字那麼簡單，做人卻那麼困難……」

我順手抽了幾張衛生紙塞進她右手，正準備問她是怎麼受傷時，她自己便接著往下說：「我用刀片劃開『人』字，想讓心裡那些無法忍受的衝突和窒息、夜深人靜時不斷浮現的痛苦回憶、對我永遠達不到他們期待的責備、不被其他人理解的選擇，還有那些永遠以爭吵收場的溝通……從這個切口全部流出來……雖然身而爲人，我卻無法承受做一個人的代價。」她拿起衛生紙，在眼角壓了一下。「看著流出來的血，我心裡才有辦法稍微平靜一點；不知道是不是因爲只有這樣，我才能感覺自己還活著……」

「嗯……妳想跟我聊聊嗎？」我在小雪的手腕上消毒後，打上局部麻醉藥，接著檢查傷口深度，確認手腕的肌腱還是完好的，接著拆開縫合包、戴上無菌手套、鋪上綠色洞巾，右手拿起持針器、夾著縫線，左手拿起有齒鑷，準備縫合傷口；同時對她說：「妳這個傷口也滿特別的，我幫妳縫好看一點，讓妳的『人』漂漂亮亮的。這需要花一點時間，如果妳想，可以跟我聊聊。」

小雪嘆了口氣，抬起頭、看著天花板，娓娓道盡所有心路歷程。她出身顯赫望族，因此母親從小便費盡心思栽培她，對於這株小小的幼苗，始終以過度的期望和緊湊的安排來灌溉。早早便設置好的框架局限了她生長的方向，讓她一直以來，都以兢兢業業的態度，致力於滿足家人施加在她肩頭的期待，焚膏繼晷，努力不懈。有很長一段時間，連她自己都產生了錯覺，覺得只要讓媽媽高興、達到她的要求，自己就能得到愛。的確，這一路上，她總是表現優異、名列前茅，得到無數的掌聲和讚揚。可惜好景不長，隨著年齡增長，人生難度也不斷升級，面對的挑戰越來越多，也越來越難，小雪開始感到力不從心，漸漸無法達成旁人設定的目標。

備感挫折的小雪，渴望有人能諒解她、安慰她、愛護她；沒想到，跌倒時希望能獲得擁抱和安慰的微小願望，卻總是一再換來失望。「我們這樣是爲妳好啊！」「妳要好好加油啊，這樣以後才能出人頭地。」「花一堆精神在這些沒用的東西上面，妳會有什麼成長？」「他的工作差不多就是這樣，以後也不會有什麼了不起的前途。妳要聰明一點，青春可貴，要把時間花在對的人身上。」

對於她的事業、志向、感情、生活的選擇，得到的認同和鼓勵越來越少，取而代之的是越來越多的質疑和挑剔。一句句美其名爲關心的勸說，如一記記直拳，打在她布滿新舊瘀青的心房。她已經搞不清楚，該用什麼表情來面對每一天；更理不清的是，爲何她的情緒，就像放進背包的耳機線，原本是如此平順，但只要再次從背包拿出來後，總會多出好幾個結；越是急著解開，越是纏繞成更大的混亂，和那些曾經的笑容、現在的怨懟、曾有的讚美、如今的責難，全都一股腦兒糾結在一起。

「口口聲聲說愛我、爲我好，爲什麼我一點都感受不到？活成他們理想中的樣子，眞的讓我很難受，很疲倦。」她揉了揉眼睛，想攔截就快掉下來的眼淚，卻還是漏接了。「明明沒有人是壞人，但爲什麼大家都這麼怨恨彼此、活得這麼累？」

「眞是辛苦妳了。」我縫完最後一針，拿起對摺好的三乘三公分紗布，準備蓋在傷口上，進行包紮。這句話一邊是知會她縫合已經結束，一邊也是為她所經歷過的一切感到心疼。小雪將手腕舉到面前，端詳了一下縫合起來的「人」，淡淡地說：「謝謝你幫我縫得那麼漂亮，只是……皮肉傷即使癒合得很好，千瘡百孔的心卻怎樣也縫不起來……」

「作伙在一起，靠得太近難免會感受到火氣；也許偶爾稍微遠離火源，心情也會變得比較平靜？」我翻找著心中字彙量有限的詞典，試圖找出一些話語來安慰她；同時，也照會精神科的學姊來探視，希望能找到好方法，讓她的種種痛苦能有所宣洩，不再只是從刀痕切口流出。最後，小雪收到身心科住院，進一步接受專業評估和幫助，另一方面也是保護她的安全，暫時隔離於外界充滿壓力的環境刺激，避免過度激動的狀況導致無法控制的衝動。

焦頭爛額的日子繼續填滿生活的每個縫隙。不知道過了多久的某個值班夜，我如同往常忙碌地在急診外科區打轉，終於在接近凌晨兩點時，幾乎清空了待診區的病人。我在幫最後一個因喝酒跌倒導致頭皮撕裂的大叔縫合傷口時，突然聽到護理站和緊急救護技術員（EMT）連線的無線電爆出一連串急迫的呼叫：

「二十六歲女性墜樓！ＯＨＣＡ（到院前心肺功能停止）！已經給予ＣＰＣＲ（心肺腦復甦術）和ＬＭＡ（喉頭罩氣管插管），十分鐘後到院！」

原本撐著頭坐在桌角休息的學長，立即彈跳起來，一邊對著我們大喊：「準備接收 major trauma（重大創傷）！」一邊指揮大夜班的夥伴們，各自準備醫材器具到急救區待命。隨著逐漸迫近的嗚笛聲，救護車沒過多久便飆到大門口前，ＥＭＴ隊員飛快從後車廂跳了下來，將擔架火速推進急救區。準備結束縫合的我，拉直上身、轉過頭一看，眼前的場景著實令人驚愕：自動ＣＰＲ按壓機器 LUCAS 正以每分鐘一百下的速度按壓著如布娃娃般毫無生氣的病患，而從固定在機器上的左手，我看到熟悉的人字疤——那是小雪。

跟在後面急忙衝進來的，是她的爸媽。滿臉鐵青的爸爸，氣急敗壞地對著媽媽咆哮：「我不是早就跟妳講，不要一直逼她、不要一直罵她！妳看，妳就是不聽，就是要強迫她接受妳的做法，結果卻變成這樣……就算妳說的都是對的，那又怎樣？那又怎樣？」

「不要再說了啦……現在說這些有什麼用？我都是爲她好啊……就只是爲她好啊！要不然你們家的人都那麼愛比較，誰受得了啊……」滿臉早已是淚水的媽媽看著急救檯上的孩子，變形的四肢不斷隨著機器的按壓不規則地擺動，卻只能激動地來回跺腳，不斷發出歇斯底里的叫喊。

最後，經過將近一小時的急救，還是沒能把小雪拉回來。媽媽衝進來抱著她，整個人癱軟地趴在她身上，所有的情緒再也克制不住，放聲大哭：「我眞的很愛妳啊！我眞的……眞的很愛妳啊！妳怎麼可以這樣，我愛妳啊！」

那個深夜裡，好多好多的愛被說出，但這些愛也只能凝滯在急診室的空氣中，永遠無法傳進小雪的耳朵，進入她的心。看著小雪媽媽緊握著女兒失去血色的手，我心中滿是感慨。雖然小雪手腕上的「人」已經癒合，但是她的人終究還是走了。許多時候，我們習慣以自認爲最好的方式去愛對方，但往往吝於直接表達；殊不知這些委婉的愛，常常在相互傳遞、間接詮釋中漸漸失眞。這些來不及說出來的愛，若是能再早一些些被說出，也許就能縫合那顆千瘡百孔的心，改寫這不該存在的結局。

我拖著疲憊的身體，走出急診室，想要透透氣，也想暫時轉換一下心情。看著天邊漸漸泛起了魚肚白，不知怎麼的，心中也湧出了一股衝動。我拿起手機，撥打了媽媽的號碼，並沒有特別要講什麼，只是想說聲：「媽，想您了，我愛您。」

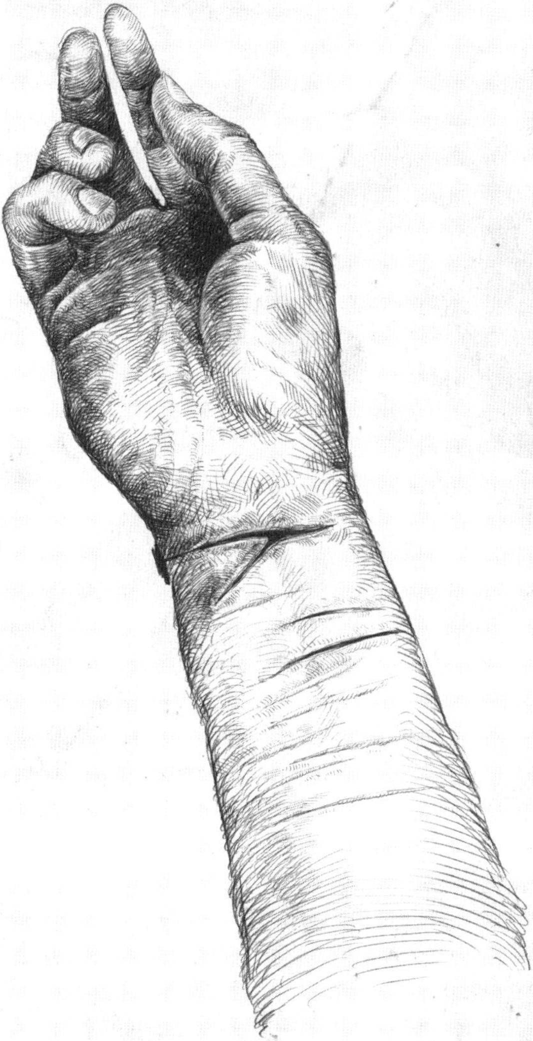

緊急插管

陳伯伯雖是因為跌倒的腦傷意外，而從急診進入外科加護病房（ICU）治療觀察，但是因為他的TOCC❶有疑似新冠肺炎的相關足跡，再加上有發燒和呼吸道症狀，因此先採檢送驗，也先將他安置在獨立的隔間內，待檢驗結果出來後，再做後續安排。

當晚深夜，病人的體溫再一次竄燒起來，呼吸型態也開始惡化，血氧飽和度從九九%慢慢下降，並且越過會啟動監視器警告的九四%，逐漸變喘。我們從每分鐘供應三公升氧氣的鼻導管，一路換到能提供九五%氧氣濃度的非再呼吸型面罩❷，好不容易將不斷下跌探底的血氧濃度暫時拉回到九四到九五%的安全邊際。

我趕緊把握爭取來的一小段時間找尋病因，開立了醫囑急單：抽動脈血以進行氣體分析、做血液和痰液的細菌培養、也開立了一張胸部X光單，好追蹤

❶指旅遊史（travel）、職業別（occupation）、接觸史（contact）和群聚史（cluster）。
❷non rebreathing mask，氧氣供應並未與室內及病患呼出的空氣混合，再加上儲氣袋設計，可直接供應高濃度氧氣給病患。

肺部的變化。過了一會兒，活動式胸部X光機器前來支援，技術人員熟練地將數位底片塞到伯伯背後，接著再將X光機器定位在胸腔前。正當技術人員大喊著要大家躲到鉛板後面、準備按下拍攝鍵時，伯伯的呼吸再次變得急促，喘到雙眼開始往上吊、翻白眼，監視器上的血氧濃度更像崩盤的股市，不斷下殺、屢破新低。

我看了一眼X光機器上顯影的影像，驚訝地發現：在短短的六個小時內，伯伯的肺竟然浸潤得那麼快，X光片上白掉了一大片！眼看生命的時鐘已然開始倒數，我知道沒有時間可以等了，再加上看到回傳的抽血數值，很明顯的，伯伯已經進展到呼吸衰竭。我立刻對著身後的護理師大喊：

「第二床要on endo（置放氣管內管），幫我備物，七號半endo tube（氣管內管），謝謝！」說完，請另一位護理師幫忙打電話連絡家屬，告知他們伯伯因急轉直下的病況，準備做緊急插管。幸好家屬同意接下來的處置，於是我趕緊一把抓過酒精、灑在手上快速消毒，戴上第一層手套之後，再穿上護理師遞給我的拋棄式個人防護裝備（Personal Protective Equipment, PPE）。

雖然先前演練過好幾次防護裝備的著裝，但在承平時期，都是一結束練習就將防護衣卸除，並不會對衣服不透氣材質造成的悶熱有特別的感受；直到眞正上第一線戰場時，才深刻體會到它的可怕之處：身體像是燒起來似的，密不通風的PPE套在身上，頓時覺得自己像是蒸籠裡的小籠包，熱氣從全身上下每個毛細孔沸騰噴出，蒸煮每一寸肌膚。

這一切還沒結束。當我將N95口罩壓在口鼻前方，再把兩條口罩鬆緊帶緊束在臉頰和鼻梁上時，窒息感變得更爲強烈，我幾乎產生一種錯覺：若是現在拿血氧偵測儀夾在我的手指頭上，顯示出來的數值可能比伯伯還低。忍著這些不適感，最後戴上有一大片護目鏡的面罩，這才終於著裝完成。我站在獨立病房的鐵製滑門前，突然覺得自己就像準備步出登月小艇、踏上月球的太空人，全身都被密不通風的防護裝包裹。不同的地方在於，我要踏入的是生與死交會的邊陲地帶，是充滿此起彼落的刺耳儀器警示聲、被無情疾病狂暴席捲的異世界，而我的任務是盡力不讓宛如風中殘燭的靈魂就此熄滅。

防護衣和頭罩將外界的聲音隔離，反而讓自己逐漸加劇且不受控的心跳和喘息聲變得十分清楚，我就在這交織著內心不安緊張和身體極度亢奮的矛盾情緒中煎熬著，不斷反覆檢查握在手中的插管器械喉頭鏡，一邊等待著鐵門開啓後的衝刺，一邊在心中默念著等一下要執行的步驟和醫囑。

「唰」的一聲，病房的鐵門驟然打開，我和護理師曉婷向戰場最前線衝過去，拿著醫材和藥劑，對抗另一邊看不見的死神。透過被呼吸水氣霧化的護目鏡，我趁眼前景象變得更模糊前，快速地掃視了一遍所有的監視器螢幕，將心跳、血壓、血氧濃度、呼吸速率、中心靜脈壓輸入腦中，再搭配病人的臨床表徵做出整合判斷。

「準備打藥，propofol（異丙酚，麻醉劑）5mg、relaxin（肌肉鬆弛劑）90mg！」我衝到伯伯的床頭，將純氧面罩扣在他的口鼻前，讓他盡量吸飽氧氣，一邊也吩咐曉婷，準備插管前要給予病人的鎮靜麻醉藥物和肌肉鬆弛劑。通常在開始插管前，我們會先試圖將血氧濃度拉高到將近一〇〇%，因爲在插管時，病人沒辦法呼吸，等於是處於暫時停止呼吸的狀態，因此，插管前的血氧濃度越高，越能讓我們爭取到更多時間好完成一連串動作，也能降低病人缺氧的時間。

不幸的是，無論面罩扣得再緊、口咽呼吸道的分泌物吸得再乾淨，氧氣似乎都無法進入病人身體裡，血氧濃度像溜滑梯般不斷下降，很快就低於九〇%。爲了讓更多氧氣進入到肺部，必須使用甦醒球以強迫氣體灌入，於是我們趕緊在甦醒球前端裝上病毒過濾蕊、扣在面罩上，將純氧一波波擠到胸腔裡。我拚命擠壓了好一陣子，血氧才慢慢地爬回九六%。

這和平時插管的經驗差很多，因爲通常用甦醒球來灌送純氧時，很快就能讓血氧達到九九%或一〇〇%，完全不像這次，狀況非常不順利。或許是這樣，不好的預感和不安的直覺從背脊深處襲來，讓我心底一陣涼。

爲了把握這個得來不易的九六%血氧濃度，我甩甩頭，想用力甩掉不安，重新進入專注狀態。深呼吸一口氣，我半蹲著，將臉靠近伯伯滿是口沫的嘴角，右手拇指和食指做出類似手指愛心的手勢，用力撐開上下排牙齒，接著從微開的齒間，將拿在左手上的喉頭鏡順著舌尖滑進喉嚨深處、撥開整個舌頭、抵住會厭溝，用力往前勾開，試圖找尋深處的聲帶——那是氣管的入口，也是插管時要將管子放入的地方。爲了在狹小的咽喉裡找尋更小的聲帶，我的眼睛幾乎快貼著伯伯的下排牙齒，透過喉頭鏡前端微弱的燈光，在滿是唾液泡泡的喉嚨海底撈針。那些不斷湧現、怎麼抽吸都吸不完的分泌物，以及不停蠕動的咽喉粘膜，屢屢遮蔽光源，我頓時覺得自己像是被某種巨大生物吞食般，拿著火光微弱的燈籠找尋出路。

「九三……九一……九〇……八八……八五%……」曉婷在旁邊爲我讀著血氧指數，但對我來說，卻像是倒數計時的炸彈，而我就是那冷汗狂冒的拆彈人員。

「找到了，endo 來！」在一陣掙扎後，我終於清楚地定位出聲帶的位置，就像看到獵物的花豹般，眼睛緊盯著不肯離開。當我一在空中張開右手，曉婷立刻有默契地直接將七號半氣管內管放到我的手心，這樣我的手一收回來，即可直接將管子前段送入病人口中，朝著聲帶前進。

說時遲，那時快，就在管子頂端順利抵達會厭軟骨時，一大口未消化的食糜卻隨著伯伯突然莫名用力的肚子，從咯咯作響的喉嚨排山倒海嘔出，我趕緊抓著氣管內管和喉頭鏡，搶先一步向後跳，接著就看到小噴泉在眼前噴發，也淹沒了我辛苦建立的灘頭堡，將一切都打回原點。這下我又得重新在充滿嘔吐物的雜亂戰場中搶灘。

更慘的是，這劇烈的噴發使得原本就處於恐怖平衡的生命徵象，開始如失衡的骨牌般連鎖性地崩垮倒塌：不僅血氧筆直地下墜，連收縮壓也一起跳水，越過了正常值下界，直接來到八十多毫米汞柱，伯伯的唇色也倏然變成淡紫色，而這一切全都在幾秒鐘內惡化。

眼前兵敗如山倒的景象就像拳王阿里的勾拳，直直往臉上轟過來，打得我幾乎昏厥斷片；再加上不穩定的生命徵象觸發監視器發出多重警示聲，越響越大聲，越叫越急促，頭上汗珠不斷流進眼睛的我，彷彿站在拆除失敗且即將引爆的炸彈旁，陷入超現實卻又無比眞實的夢境中。

我退了幾步靠在牆上，看著天花板的日光燈，深深吸了幾口氣，活絡自己的副交感神經，讓它冷卻一下緊繃的恐懼，重新整理打結的思緒，強迫自己重新開機。「normal saline full run（生理食鹽水全速灌注）！口鼻先 suction（抽吸）！

我再 bagging（用甦醒球灌送氧氣）一次！」

曉婷快速地將生理食鹽水點滴灌注速度全開，再熟練地以抽吸管幫我收拾伯伯口中的一片混亂，我則再次拿起氧氣面罩灌入氧氣。一面壓著甦醒球，看著上升越來越緩慢的血氧，一面感覺到疲乏的手臂已經開始發抖，感覺就像做了好幾輪超載的重訓，手臂肌肉的力氣早已放盡。但即使上臂和手指的肌肉極度痠痛，我仍然硬著頭皮、咬緊牙關，持續出力扣緊按壓，因爲我知道自己一旦鬆手，伯伯可能就會像拔掉塞子的浴缸，生命將隨著死亡漩渦捲流而去，沖到再也看不到的地方。

「saturation（血氧飽和度）回到九五%了！」曉婷大聲地對我說。不知經過多久的奮鬥，好不容易又將伯伯拉回來。此時的我非常倚重曉婷回報的數值和狀態，因爲高溫的身體蒸發著汗水，霧氣早已布滿整個面罩，就像在大霧中開車般，幾乎看不見螢幕上的數值。

「好！我們再來一次！」我大聲地告知身旁的夥伴，準備重振旗鼓，再次嘗試插管；但我其實知道，機會就剩下這最後一次，若是沒有成功，可能很難再拉回來。閉上眼睛、讓自己稍微冷靜後，我再次低下頭執行在心裡演練過好幾遍的動作：拿開氧氣罩、壓額抬下巴、抽吸口水、右手撐開牙齒、左手滑入喉頭鏡、向左撥開舌頭、前端撐起喉嚨、眼睛貼近口腔、定位會厭軟骨、找尋深處的聲帶……我們有默契地互相配合，一鼓作氣再度闖關到氣管入口。

惱人的血氧警示音又再響起，在這宛如炸彈倒數的聲響中，我看到了聲帶！而最後一個關鍵步驟，就是讓管子越過聲帶，放進氣管。此刻，我透過面罩上霧氣的縫隙，瞄準開啓的聲帶，抓緊時間差，將管子迅速地推送進去。

「endo fix（氣管內管放置深度）二十二公分，cuff（充氣氣囊）幫我打起來！」老天保佑，最後一次嘗試時，管子非常滑順地送了進去，沒有碰到任何阻礙，直到預計的二十二公分深度。

我一邊吩咐曉婷幫我將管子前端的氣囊充飽氣，以便於固定，一邊將聽診器放在左右胸腔和上胃部游移，好確定管子確實放置到氣管內，而非食道。聽到兩側肺部都有對稱的呼吸音，胃部沒有聲音，再加上二氧化碳濃度監測器顯示，潮氣末二氧化碳❸達到三十五毫米汞柱以上，我們成功了！

❸ end-tidal CO_2，指呼吸時吐出的二氧化碳容積量，可偵側換氣量是否足夠。

緊接著，呼吸治療師將氣管內管接到呼吸器上，血氧濃度隨著不斷灌到肺裡的氧氣而竄升，陳伯伯發紫的嘴唇漸漸轉成粉紅色，耳邊緊迫逼人的警示音也終於停歇。「呼～終於！」我們大大地鬆了一口氣，看了彼此一眼，露出會心一笑，知道我們在千鈞一髮之際，終於將命懸一線的陳伯伯，從陰陽邊緣的界河撈到岸上，順利化解今夜的危機。

脫掉全身的防護裝備，我喘著氣，癱坐在護理站角落的摺疊椅上，才發現頭髮濕得像是剛洗完澡，而最裡層的淺藍色值班服，也已經從頭到腳吸飽了汗水，整套變成深藍色的。雖然試圖扭開寶特瓶的瓶蓋喝水，卻因力竭疲乏，手抖得像是拿著法器起乩的乩童。我呆看著自己微顫的雙手，回想著這驚心動魄的一切，不禁打了個寒顫。

清晨柔和的陽光一點一滴地驅趕著籠罩整座城市的漆黑，溫暖的金黃色曙光穿過呼吸器旁的玻璃窗，灑在一床床口中插著管的病患身上，也照在我滿是汗珠的臉上。雖然眼皮十分酸澀，身體非常疲倦，精神卻異常亢奮，因爲我知道，我和優秀的護理師夥伴們，一起扛著幾十床重症病人，順利地讓大家都能看見隔天的朝陽，沒有漏掉任何一位。

幸好，新冠肺炎化驗結果出爐，是陰性的；肺炎感染狀態在適當用藥下日漸好轉，腦部的創傷也漸入佳境，在治療一個禮拜後，便轉入一般病房。轉出去的那天，家屬及病人對我們說「謝謝你們的照顧」，我們也握握陳伯伯的手，祝福他一切平安、早日康復。在他們輕柔溫馨的感激答謝之中，在我們輕描淡寫的治療過程之外，家屬和病人不知道的是，背後有義無反顧的一群人，在狂風驟雨的生死邊界，力挽狂瀾地拉著病人脆弱凋零的靈魂，不讓他被捲向陰間虛無的黑暗漩渦裡。

這些驚濤駭浪、生死交關的劇碼，天天都在成千上百個病房上演。也許每位病人危急的程度和病況都不同，但不變的是，絕大部分身處第一線的醫護人員，面對每一條握在手中的生命，必定竭盡全力克盡天職、毫無保留地爲他們做出最佳的處置，不曾有絲毫差別，也沒有任何例外，如同所有醫師當初曾大聲說出的希波克拉底誓詞：

「身爲醫療的一員，我鄭重地保證將奉獻一切爲人類服務。病人的健康與福祉將是我的首要考量。」

Emergent intubation

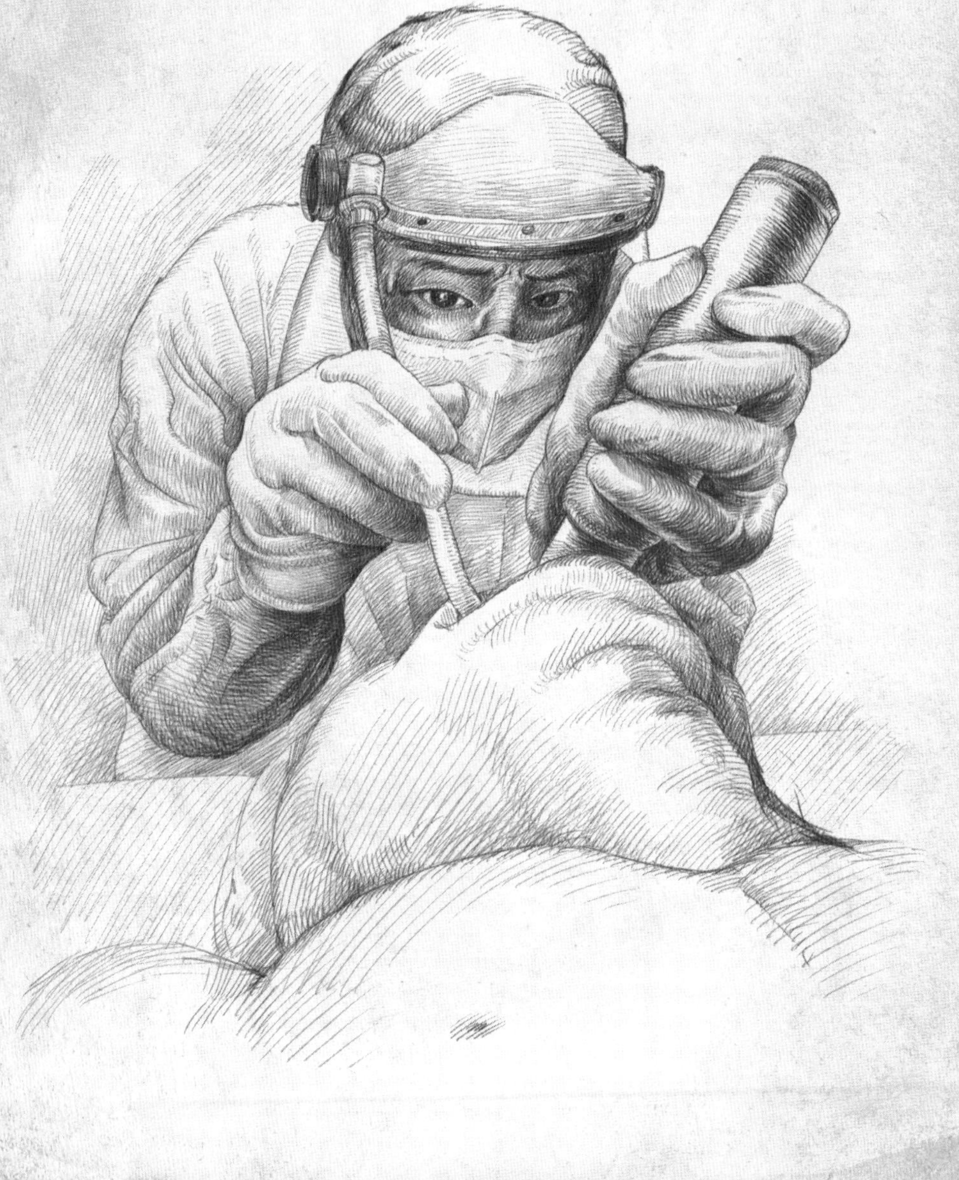

最後的溫柔

只要我們還活在對方心中，死亡就不算是分離。

——《玩命關頭7》

在一個微寒的深夜裡，豆大的雨滴唏哩嘩啦拍打著醫院的窗檯，亂中有序的滴答聲，讓原本寧靜的醫院長廊更顯得孤寂。不知道忙到幾點時，我糊裡糊塗趴在桌上睡著了，漆黑的值班室裡，只剩下面前的螢幕，上頭還停留在醫囑系統畫面，以及我身後被螢幕光線拉出的長長身影。突然，頭上老舊的擴音器噴出刺耳尖銳的麥克風聲響，緊接著，是讓我豎起每一根汗毛的全院急救廣播：

「各位請注意，九九九（意指啓動全院緊急救護）！十樓一〇二五病房！」

我像是開啓彈射座椅的戰鬥機駕駛員，馬上從放滿病人清單的凌亂桌面跳起來，全身上下每一個細胞瞬間被腎上腺素打醒，驅動上了一整天刀、早已疲乏的雙腿，趕緊奪門而出，跑向一〇二五病房。伴隨我的，是從四面八方傳來的腳步聲，那是各樓層值班醫師們湧向目標病房的奔馳，是身在醫療前線爲了搶救生命的衝鋒。

病人是一位不久前開完刀的阿公，在深夜時分突然失去脈搏。先抵達的醫師直接跳上病床，在胸骨劍突上方約一個拳頭的位置開始進行心臟按壓，後到的夥伴則有默契地各司其職，開始插管、抽動脈血、放置中心靜脈導管。大夥在狹小的病房裡，肩並肩地進行急救，各種刺耳的聲響此起彼落：

金屬器械的碰撞聲、CPR時肉體猛烈衝擊病床的低聲悶響、生命徵象監視器的尖銳嗶嗶聲、正要插管的學姊大喊「給我七號半 endo（氣管內管）！」的叫聲、護理師掰開腎上腺素安瓿的玻璃碎裂聲、跳在床上壓胸的學弟高喊「摸不到脈搏！」的嘶吼、一旁指揮急救的學長大叫「normal saline full run（生理食鹽水全速灌注）」的呼喊、護理師拿著滿手剛抽出來的血液檢體奔往檢驗科化驗的腳步聲，以及家屬撕心裂肺的哭泣。這些高低不同的聲響，伴隨著傾盆雨聲，交織著令人不安的死亡旋律。

經過三十分鐘的搶救，即使大家額頭掛滿汗珠，白袍也早就被汗水濕透，仍義無反顧地和死神拔著河——縱使生命天秤傾斜的方向已逐漸清晰。最後，驚慌的家屬不忍阿公繼續受苦，大聲喊著：「拜託讓他好好走！不要急救了！不要再讓他痛苦了！」

於是，我們停手了，留下滿床的沾血紗布、滿地的醫材包裝，以及哭得柔腸寸斷的阿嬤。

正當要宣判死亡時，阿嬤過來緊握著阿公那雙滿是老人斑的浮腫手掌，以僅剩的力氣抽泣著說：「他的手還是溫的，可不可以至少等他變涼了以後，再來說他走了？」接著，她低下頭，抱緊那雙手，氣若游絲、斷斷續續地說：「至少……這樣子，在他離開前，最後是……我在他身邊……陪著他……」

「阿公會知道的，他一定知道……」我輕拍著阿嬤抽搐的背，用力想吐出一些卡在喉嚨裡的話，可是再怎麼出力，最後還是只吐出了這幾個字。我緩緩地拉上了隔簾，離開床邊，讓阿嬤能好好地跟阿公道別。不知怎麼的，眼前的病房突然變得有點模糊，我揉了揉眼睛，卻只是更暈開了這一切。

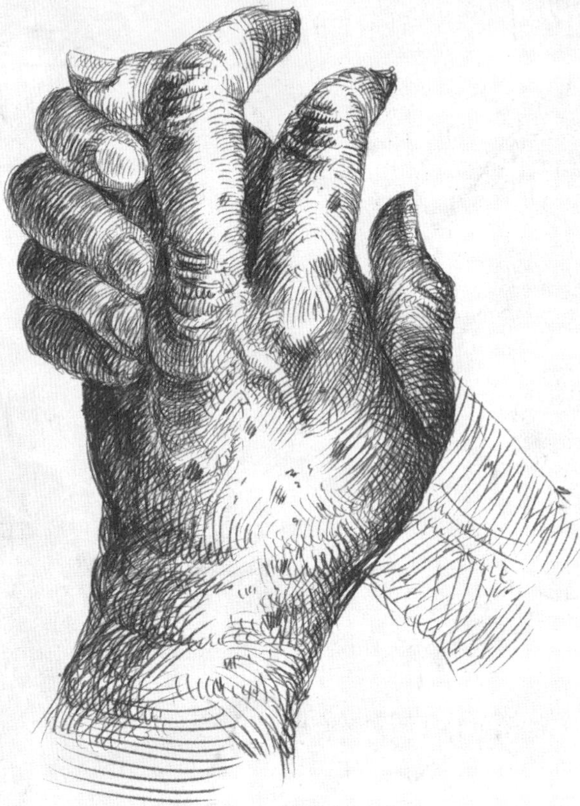

外科的浪漫與瘋狂

外科，其實是很浪漫的。需要抱著無可救藥的浪漫情懷，才能毫不在意現在是清晨還是深夜，也不在乎在刀檯上站了十多個小時，只關心能不能將躺在眼前——也許是病入膏肓，抑或是瀕臨死亡——的病人，從流向黃泉的三途川裡給搶救上岸。這一刻，對病患來說，外科醫師的雙手，是將他們繫留於人間唯一的繩索，也是還能看見翌日朝陽的唯一理由。

病人們也許會出於各種不同病因或急症而被送到醫院動刀：顱內動脈瘤爆裂導致蜘蛛膜下腔出血、車禍造成大範圍硬腦膜下出血、撞擊創傷造成脾臟肝臟破裂而大量內出血、腸胃道穿孔破裂合併糞膿外溢、急性闌尾炎伴隨廣泛性腹膜炎、侵門踏戶恣意生長的惡性腫瘤、大範圍急性腸壞死……唯一相同的是，病人躺在刀檯上的這數小時內，外科醫師將是生命唯一的守護者，奮力對抗來自另一個世界、伸展雙臂緊勒住病患不放的死神。在無影燈聚焦的戰場上，靠著以血汗磨練出的手指，揮舞著各式各樣的器械裝置，藉著每一刀組織切割、每一次電燒止血、每一條針線縫合，將深陷死亡流沙的病人，一點一滴拉回陽間。

外科，也是很瘋狂的。若是沒有足夠瘋狂的熱血執著，誰會願意一接到其他醫院有遺愛的器官捐贈通知，不論是否在外縣市，都得在當天晚上十點前抵達該院，還要馬上進行器官摘除手術，直到夜半？並在短短數小時後，再回到院內進行長達十幾個小時的器官移植作業，完成橫跨夜晚與白天的馬拉松手術？

若是沒有幾近瘋狂的完美偏執，誰會願意在深夜，爲了一名斷指的七歲孩童，抱著「現在只有我能救他」的決心，徹夜未眠地睜大極度疲倦的雙眼、倚著高倍率手術顯微鏡、操作尖端比針尖還小的超顯微手術鑷子，只爲了讓他的未來仍能擁有一隻完整且功能健全的手？縱使損傷嚴重，成功機率微乎其微，仍努力從血肉模糊的殘肢斷面中，分離出極其微小的神經、韌帶、血管，再用比頭髮還細的縫線，從午夜到清晨，盡力將斷肢縫合起來。

然後，隔天清晨，隨便灌了杯濃縮咖啡後，也不管自己已經在刀房泡了將近二十四個小時都沒闔眼，仍繼續打起精神，面對全新一天的臨床工作。

若是沒有充滿瘋狂的捨我其誰，誰會願意犧牲晚上在家中陪伴家人的時間，以及被窩裡舒服的睡眠，爲了搶救升主動脈血管剝離的垂死病人，火速衝到醫院開急刀？在十萬火急的狀態下鋸開胸骨、打開胸腔、直到看見生命的源頭，接著花上好幾個小時，以上萬個小時鍛鍊出的熟練手指，切下損壞的大動脈、置換人工血管，精準地沿著血管壁運針，將新舊血管完美地吻合並縫起，讓病人的生命得以隨著再次灌流於身體各處的血液，繼續延展。

外科，是既浪漫又瘋狂的存在，而能乘載這些既強烈又溫柔情懷的人，就是站在鬼門關最前線、靠自己雙手來貫徹救人信念的外科醫師。

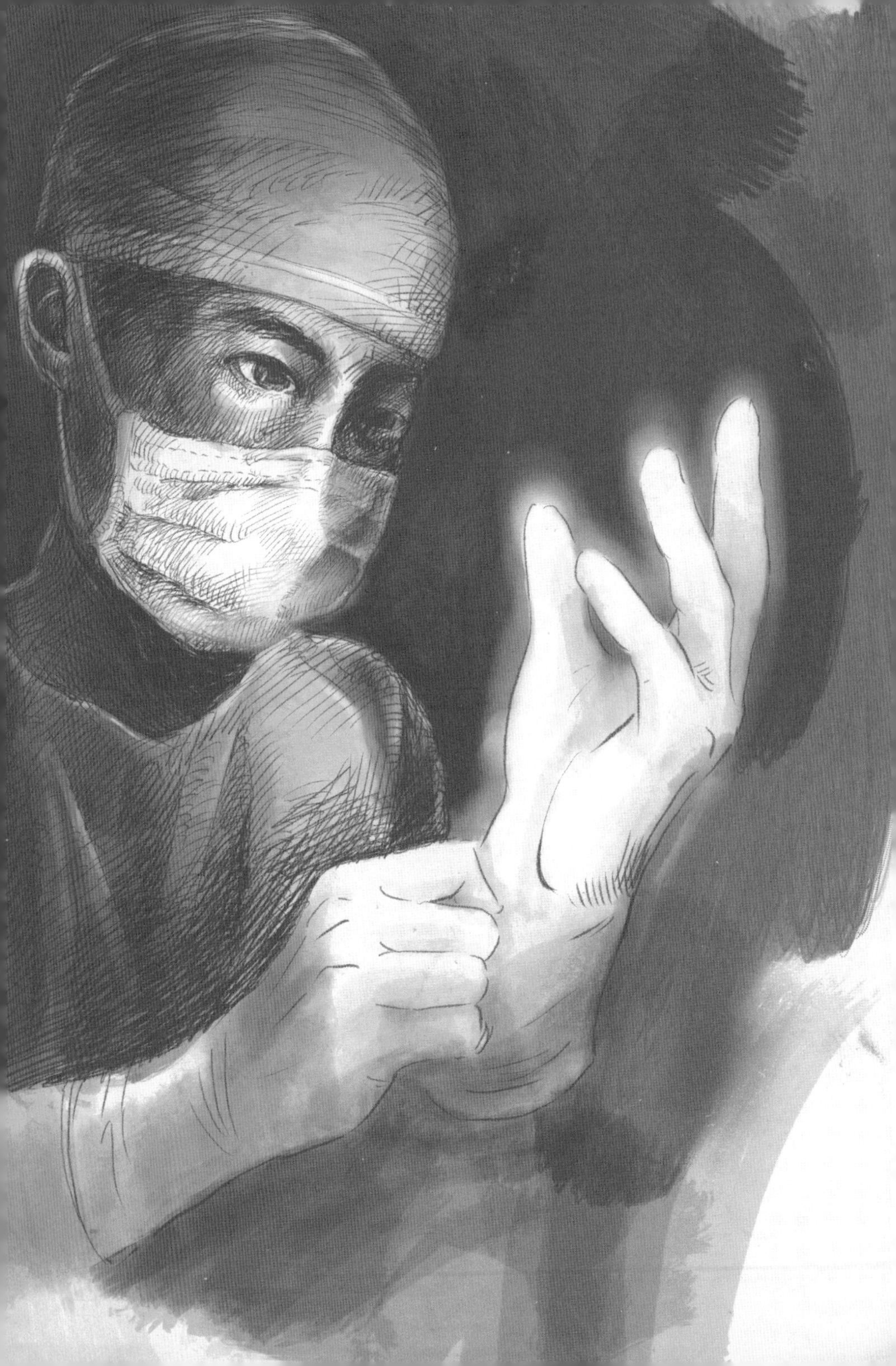

長著樹根的小孩

走在大雪山的二〇〇林道，蜿蜒前進的小徑上，華山松夾道而立，像極了山水潑墨畫，暈開一整個山頭的翠色欲滴。我循路來到四九．五公里處，看見自魏晉南北朝便存在的神木，蒼健挺拔地舉著滿頭停僮蔥翠，矗立在蓊蓊鬱鬱的山腰上，隨著微風，慵懶且恣意地婆娑著，如此自信，如此淡定。看著這株盤根錯節的紅檜神木，頂天立地開展在我面前，不禁讓我想起小志。

某個下午，護理站通知我，明天要開刀的新病人已經上來病房。我一如往常，習慣先打開電子病歷，掃視一下基本資料和病史後，再到病房做病史詢問及理學檢查。但這份病歷才剛打開，便讓我著實吃驚連連：小志是個再過一個月就滿四歲的小男孩，不過，從他兩歲到現在，這段日子已開過大大小小八次刀，全都是爲了臉部和胸腹部的嚴重燙傷，在其他醫院接受清創、植皮，以及當植上去的皮無法如預期生長時，反反覆覆地接受再次清創、取皮、再植皮的手術。小小年紀的他，竟已承受了絕大多數大人不曾遭遇的痛苦。

帶著板夾，我前往小志的病房。敲了敲門，打開房門後，我看到的是一個活潑的孩子，水汪汪的大眼睛咕嚕咕嚕地轉動著，活力十足地在八坪大的病房裡奔來跑去；一下子拿起遙控器對著媽媽按，大聲地說：「走！走！走！」一下子拿起他最愛的小汽車，在病床和沙發上不停滑動，想像自己開著車巡視著這方新天地——完全和他的病史對不起來。若不是看到他從脖子延伸到衣服裡面的蟹足腫，我真的會以爲自己跑錯病房、接錯病人。

「小志，好了好了，你先停下來，讓醫師叔叔看一下。」在我做完自我介紹，並表明要檢查一下傷口後，小志的媽媽伸手抓住她身邊這個如月球般不斷公轉加自轉的男孩，稍微冷卻他過度的活潑後，便掀開了他印滿汽車圖案的T恤。那瞬間，我再次被映入眼簾的疤痕所震驚：那是比我想像中還要嚴重的大片蟹足腫，簡直就像吳哥窟那些盤踞著神廟建築的樹根；深紅色的條狀疤痕從下巴及脖子處伸出，粗細交雜，一路盤根錯節地霸占了小志的前胸、左肩與部分腹部。

這也就是小志之所以需要動那麼多次手術的原因。這些頑強的傷疤會不斷攣縮，像金箍圈那樣，逐漸纏繞、綳緊著身體，局限小志的生長。進一步向媽媽詢問這傷口最初如何造成時，她也只是輕描淡寫地說「就是被燙到的」，接著便沉默地搓著掌心的硬繭。

我心中明白媽媽不願多談，想必有什麼不想回憶的過去，便順手抽起白袍口袋裡的手術記號筆，轉開筆蓋，對小志說：「小志很勇敢喔！叔叔要在你身上做個手術記號喔！」然而，小志的眼神裡卻流露出滿滿的猶豫，於是我接著又說：「小志，你喜歡車車對不對？那我再多畫一輛車車，明天它會載著你，一起陪著你喔！」小志開心極了，簡直就像是監工似的，直盯著我在他肚皮上完整畫完一輛車，才肯放我走，還高興地指著肚皮大叫：「車車！車車！」

小志是當天的第一檯刀，一大早開完外科晨會後，我便和學長到刀房準備。隨著刀房外的孩童叫聲越來越近，我知道小志就要被推進來。

果不其然，刀房自動門一開，眼前便是身上爬滿粉紅色樹根的小志，身旁其他同事也不由得倒抽一口氣。雖然大家都知道這檯刀是個小小孩，但是親眼看到如此微小的身軀上乘載著如此巨大的傷疤，心裡還是不免一陣酸楚。

我們趁著麻醉科醫師準備麻醉的空檔，不斷安撫小志。他的眼中雖然盛滿了淚水，但看得出來，他透過緊咬在口中的奶嘴，努力忍著不讓恐懼潰堤。看著這孩子超齡的勇氣，我心裡滿是不捨，於是指著畫在他肚子的小汽車，想轉移他逐漸被恐懼淹沒的注意力：「小志！你看你看！你最喜歡的車車在這邊，車車會陪你喔！加油喔！等你要出院的時候，車車就會變成眞的了！」小志歪了歪頭，一邊說著「車車～車車～」，一邊在吸入前導麻醉氣體後，沉沉睡去。

在麻醉科完成插管全身麻醉後，我們開始消毒、鋪單，準備進行手術。外科能幫得上忙的地方，就是在蟹足腫疤痕注射類固醇，讓疤痕變平、變軟，並針對會影響頸部和關節轉動、那些較粗大的疤痕進行Z字疤痕釋放手術，希望自己能爲小志漫長的恢復過程盡一分心力。

開刀開到一半，學長感嘆地說，之前雖然也幫好多小朋友開過刀，但是在自己有小孩後，對這種場景眞的越來越沒有抵抗力。一旁同樣有小孩的流動護理師也拚命點頭，說小孩生病時，他們固然覺得身體很痛苦，但媽媽心裡又比孩子更痛更難受。儘管大家都參與過許多接合斷手斷腳的手術，心情卻不曾像開這檯刀般沉重。

手術前前後後大約在一小時內結束，接著小志就被送到恢復室，等到清醒之後，便送回了病房。心中一直惦記著小志的我，也在一整天手術結束後，前去病房關心。推開門，沒開燈的病房稍嫌昏暗，從窗戶透進來的微光勾勒出一名蓄著長髮的女性身影——那是小志的媽媽，她正坐在病床邊，輕撫著沉睡中的小志，而她的雙眼則默默地流著淚。

我輕聲地問：「還好嗎？」

小志的媽媽抬起頭，看到是我，遲疑了一下，說：「我眞的很後悔，每天晚上都睡不好，一直夢到兩年多前的的事……那時候，我正在煮飯，剛把一碗湯端到餐桌上。當時我心想，那湯也不是滾燙的，所以我就回到廚房、繼續準備其他菜。完全沒想到，就是在那個時候，剛學會走路的小志居然扶著餐桌東摸西摸的，結果他扯住了桌巾，整碗湯就這樣淋在他身上……那個晚上，是我最後一次看到相貌完整的小志……」

看著小志身上的疤，她接著說：「我眞的很怕，怕這些像樹根的肉疤會一直變大……」

聽到說話的聲音，小志也醒來了。他看著媽媽，用充滿稚氣的語調說：「小志身上長著一棵樹，樹會慢慢發芽，我就會長得大大的，很大很大！妳以後要叫我大志！大志！像大樹一樣的大志！」

媽媽聽到後，馬上破涕爲笑，用指尖順著小志的頭髮，既無奈又好笑地說：「好好好～大志！你是大志！大志最勇敢了！」

那一刻，我也忍不住噗哧一笑：「大志，你最棒了！」我眞心讚嘆這位小勇士，彼此的笑聲瞬間就把陰鬱的氣氛一掃而空。

幾天後，到了小志要出院的那天，我特地買了一輛紅色的玩具小跑車要送給他，當天早上一忙完手邊的臨床事務，便抓著放在白袍口袋裡的小汽車直奔他的病房。打開門，和煦的陽光從窗簾隙縫灑了進來，反射著空氣裡上下漂浮的浮塵微粒，照亮了棉被和枕頭已摺疊整齊的病床，映照著空無一人的房間。

錯過見小志最後一面的我，抓了抓頭，莞爾一笑，轉頭就要帶上房門；突然間，寧靜的空氣中，我似乎又聽到那個爽朗又開心的笑聲，大叫著：「叫我大志！像大樹一樣的大志！」

大雪山這棵五十公尺高的紅檜，歷經過一千四百多年的風霜雨雪烈日，才終於茁壯長成參天神木。接下來的人生也許會很艱困，但我相信，這些磨難想必磨不掉在小志身上發芽的「大志」，在未來的某一天，他終將成長茁壯，頂天立地，泰若自然，笑看風雲。

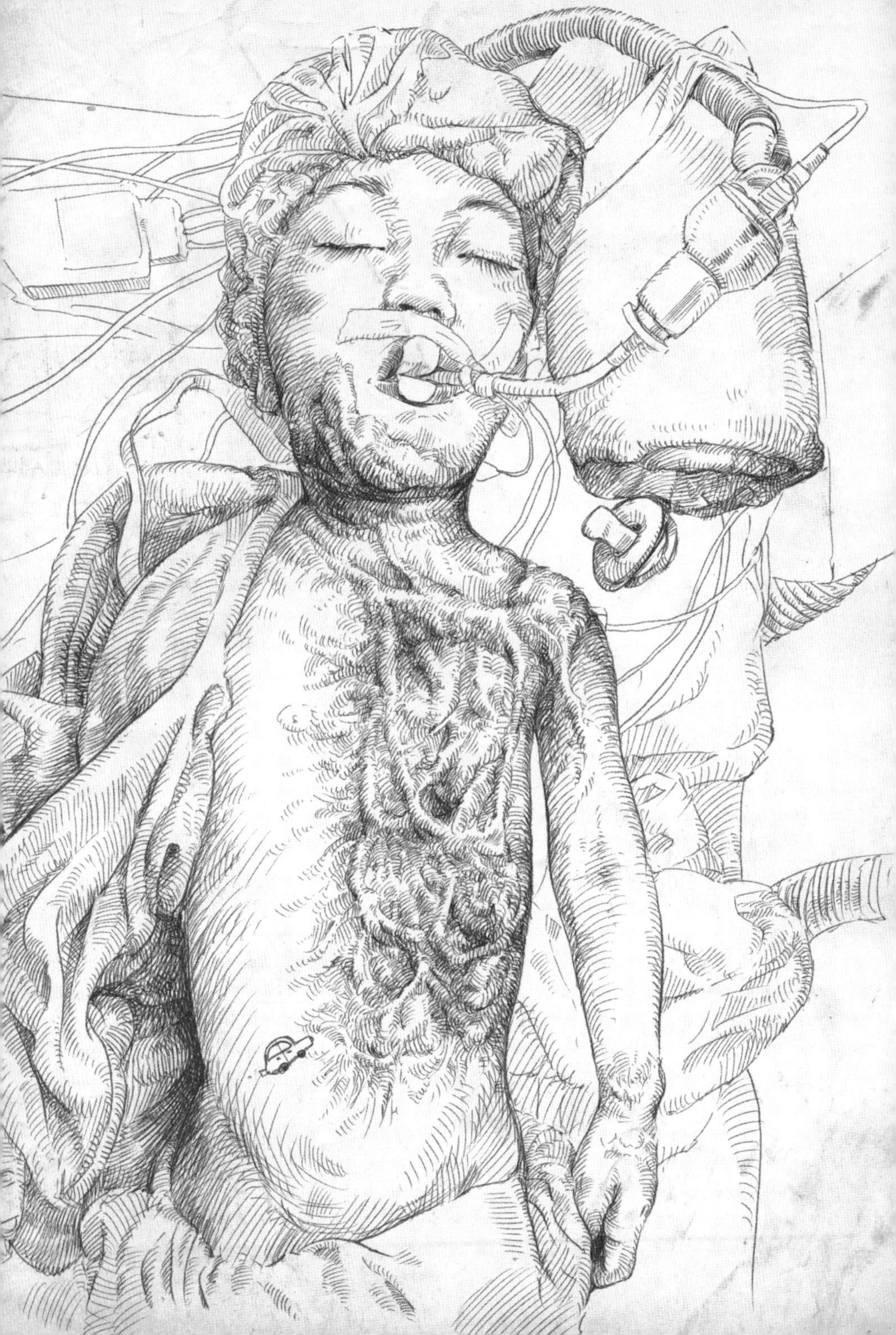

鳥嘴醫師

由跳蚤所傳播的鼠疫桿菌，曾造成中世紀的黑死病大流行。這場人類史上不曾經歷過的浩劫，爆發於十四世紀，有記載的保守死亡人數爲七千五百萬人，而且這個數字還不包含病死在街邊暗巷、社會角落裡那些無法被精確統計的人們。這場席捲世界的暴風重創了歐洲，當時歐洲人口中，幾乎有六〇％都在黑死病大流行期間喪失了性命。

彼時醫學尚不發達，並不知道致病原是什麼、來自於何方，只知道有個看不見的敵人，恣意獵捕著周遭的人們。群眾自然避之唯恐不及，深怕一不個小心，就變成爲天邊的孤魂，於是想盡辦法疏遠、驅趕那些病懨懨的街坊鄰居，甚至是家人親友。因此，許多生命走到終結時，只能消逝在無助與孤寂之中，無人聞問。

然而，在無盡恐懼籠罩黑色大陸時，有一群人卻朝著與眾人相反的方向前進——他們披著黑色的風衣、戴著神祕的鳥嘴型面罩，走到疫情感染的最前線，這群人被稱爲「瘟疫醫師」❶。

面對未知的疾病和感染源，爲了保護自己，這群瘟疫醫師身穿厚重、塗滿蠟油的防水大衣，頭上則戴著特殊設計的鳥型面具：眼睛的部分裝有透明玻璃，不但能清楚觀察病患狀況，又不至於被病患或屍體的體液噴濺到。前方鳥喙的空間裡，則塡塞著丁香、樟腦、龍涎香……等物質，這些香料在中世紀被視爲有消毒滅菌之效，並能稍微降低屍體腐敗帶來的刺鼻惡臭。

他們忍受著大衣的不透氣和面具的悶熱不適、按捺住自己面對屍橫遍野時的恐懼驚慌、努力救治被眾人放棄的垂死病人——他們早有覺悟，瘟疫醫師的死亡率其實非常之高。他們是唯一願意站在最前線的人，使得瘟疫醫師成爲黑暗時代的希望燈塔，並成爲慰藉垂死病人的最後一雙手；然而由於群眾的恐慌和無知，這群瘟疫醫師也成爲最被社會大眾隔離和疏遠的一群人。

中世紀的黑死病大流行雖然已經離我們很遙遠，但相似的劇情至今卻依舊在上演。新冠肺炎就像現代的黑死病，一樣的，在人類的傲慢和輕忽中生長茁

❶ 德文為Doktor Schnabel，意即鳥嘴醫師。

壯，席捲全世界。隨著病毒捉摸不定的基因突變，這偽裝高明的死神正以前所未見的速度傳播著，短短不到兩年時間，已造成至少兩億四千萬人感染，其中超過四百九十萬人無法看到隔天的陽光。

縱使現今距離黑死病已經七百多年，但不變的是，面對看不到的敵人，不安、絕望和恐懼仍然瀰漫在社會大眾之間；幸好，同樣的是，有一群人，他們穿著由聚丙烯和聚乙烯所製成的不透氣防護衣，臉上罩著能阻擋〇．三微米病原體、卻會使呼吸更費力的N95口罩，頭上戴著容易被鼻息水氣霧化的護目鏡。他們壓抑著潛伏在心中、面對未知的不安，無視因恐懼而不斷竄升的心跳和喘息，忍受裝備帶來的悶熱窒息，硬撐著因夜半值班而精疲力竭的眼皮和身體，無畏地走向最前線，面對面和死神拔河，盡可能拯救垂死的靈魂，讓他們再度得以回到人間。

這群人，是現代的醫師和護理人員，雖然身上的裝備與手中的武器已有長足的進化改良，但他們始終傳承著鳥嘴醫師大無畏的精神，面對死亡、驅趕絕望、撫慰人心。這群肉身天使夜以繼日地在煉獄結界前持續肉搏著，烙印在臉上深刻的口罩勒痕，則是參與這場戰役的榮譽勳章。

敬，面對 COVID-19 病毒、無懼地在戰場第一線衝鋒作戰的醫護人員！

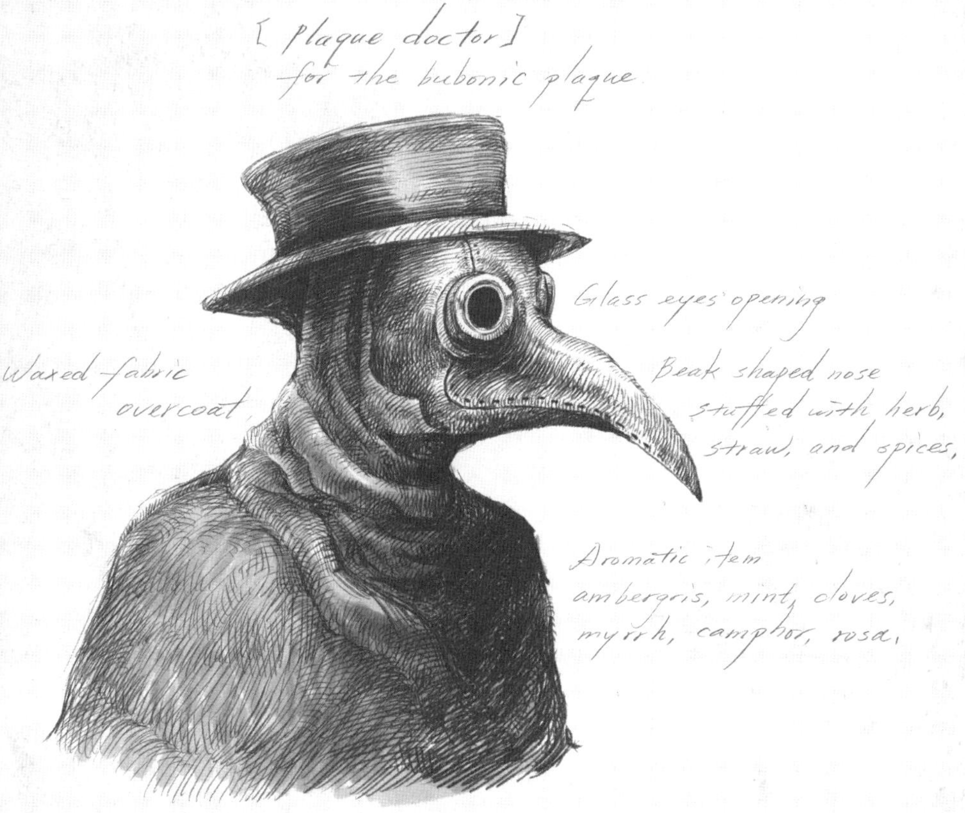

[plague doctor]
for the bubonic plague
Glass eyes opening
Waxed-fabric overcoat,
Beak shaped nose stuffed with herb, straw, and spices,
Aromatic item ambergris, mint, cloves, myrrh, camphor, rosa.

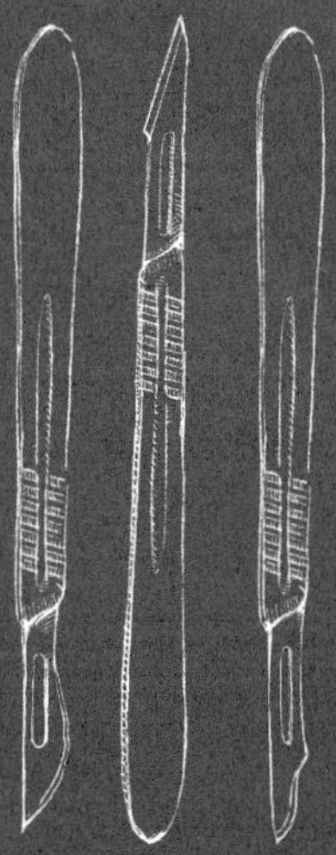

Part 3
生死交關時注入的強心針

等待

菊枝阿嬤因爲反覆的嚴重糖尿病足潰爛入院治療。她總是寡言鮮語，不怎麼說話，不論是對同病房的病友，或是對身旁的看護；每天早上主治醫師帶著我們查房，或是我推著換藥車來幫她換藥時，她也都是這樣，只是轉過頭來看了一眼、點了個頭。大部分時候，只見她把床頭調高後，就這樣坐著，若有所思地望向窗外，似乎在等待什麼似的，任憑越過窗檯的陽光灑在身上，將她臉上那一道道被近百年歲月與風霜侵蝕出的皺紋，暈開一整片金黃；而在那一道道皺紋裡，似乎刻畫著許多沒說出來的故事。

菊枝阿嬤什麼也沒說，也什麼都不想說，就這樣坐在病房的角落，安安靜靜地撇過頭、望著窗，任憑時間默默撫過身邊，流逝而去。直到夜幕低垂，再度將一切吞噬進黑暗中，無聲地掩埋住若有似無的心事。

菊枝阿嬤感覺總是在等待。不是等待一大早護理師來幫她量測生命徵象和給藥、不是等待工作人員送來餐點、不是等待主治醫師來查房告知病況、不是等待我幫她換藥後跟她說傷口有進步、不是等待精密的檢查排定、不是等待最終手術的時間……她甚至沒有問何時可以出院。她好像不太在乎自己要接受什麼治療、進行什麼處置，或是待在醫院要幹嘛，只是感覺她像是一直在等待著什麼，卻沒有任何頭緒。

她的足部潰爛範圍很大，加上有些傷口深入到肌肉，需要將沾滿稀釋優碘的紗布塡塞到化膿骯髒的傷口深處進行消毒，因此每天換藥都要花很長一段時間。起初，我們就在一片靜默中完成這些動作；隨著時間過去，我開始會在幫阿嬤換藥時順便問候閒聊，從住在哪裡、家裡有誰、以前做些什麼……慢慢聊起，日子久了，也漸漸變得熟絡，與阿嬤的交流從點頭搖頭，變成單字溝通；接著到一、兩句的簡短問答，最後變成好幾段對話，終於串起我散落一地的疑問，心中始終不得其解的謎題也獲得了解答。

菊枝阿嬤說，她這一世人一直在等待。務農的她，每天披星戴月、胼手胝足地耕種作物，等待歲稔年豐的收成，爲的就是溫飽嗷嗷待哺的兒女們。她努力工作，存下一分一毫，毫無保留地用來栽培兒女，等待他們各個羽翼漸豐、茁壯成長，也期待他們學有專精，不用靠辛苦勞力才能生活。等到孩子們慢慢長大、進入社會，她仍然費心於對他們的照料關懷，等待他們能穩穩在社會上立足的一天來到。

不過，隨著孩子越來越大，他們也離身邊越來越遠。於是，年老後的菊枝阿嬤又開始另一個等待，盼望每個節日到來，大家能回到她身邊熱鬧團圓，哪怕只有一個下午都很滿足。另一方面，隨著年紀漸長，老伴那個累積了大半輩子操勞的身體，乘載的病痛越來越重，到醫院求診的次數也越來越多。菊枝阿嬤開始等待吃藥時間到，督促老伴記得服藥；也等待回診時間到，提醒他去看病。到後來，住院的次數逐漸增加，她開始等待越拉越長的出院時間，等著出院後能帶阿公回到家中，好好讓他躺在朝思暮想的房間裡，躺在最熟悉的床上休息。

後來，阿公病情日益惡化，菊枝阿嬤開始夜不成眠，日夜等待加護病房打來電話——那一通通告知病危狀態、需要家屬同意進行侵入式治療的通知。以及在最後，菊枝阿嬤心碎地等著留著最後一口氣的老伴，終於能回到家中……

菊枝阿嬤的生命經歷過無數等待，而那些曾讓她等待的人事物，有很大一部分已慢慢凋零、漸漸逝去。如今，她心中只剩下一件既是最後，也是唯一還能讓她盼望、值得等待的事情，就是再次看到四散的兒女們前來探望，尤其是已在國外生根發展、許久不見的小兒子。

只是，儘管傷口一天天好轉，但壞死的部分仍然過大，因此無法下床活動。久臥病床的結果，不僅加劇了肌肉量的流失，導致肌少症，更因此導致肺擴張不全、無法好好咳出痰液，惡化成肺炎。不幸的是，某天晚上，病情急轉直下，變成敗血性休克合併血氧下降，菊枝阿嬤在緊急插管後送入加護病房治療。

透過家人的通知，小兒子知道母親因嚴重糖尿病足入院治療，還不排除需要進行部分截肢，第一時間馬上訂了機票飛回來，卻由於正處新冠肺炎疫情肆虐時期，回國後必須先進行居家隔離。眼看隔離期即將屆滿，馬上可以入院探望母親，卻碰到母親因肺炎導致病況急速惡化。深怕來不及見到母親最後一面的小兒子，緊急向衛生局申請隔離期間外出探視重病親屬，不過仍需要等採檢報告出來——再怎麼急，都只能在家裡等待。

在加護病房裡的菊枝阿嬤血壓越來越低，表示她的生命正一點一滴地流失。雖然她已經簽署了DNR（Do not resuscitate，不施行心肺復甦），家屬也表示他們只接受使用升壓劑撐著，拒絕以CPR急救來延長生命，但爲了讓小兒子能順利前來醫院見媽媽最後一面，哪怕是一秒鐘，我們也想努力爭取：不斷提高升壓劑的劑量，好挽救不斷下墜的血壓；直到將第一線❶升壓劑——正腎上腺素調到最高劑量，才勉強將平均動脈壓❷撐在六十五毫米汞柱，也是得以維持身體機能最低的可接受下限。

可惜的是，人算不如天算，兩個小時後，血壓再度探底。我們繼續加上第二線升壓劑血管加壓素，從起始劑量每分鐘〇・〇一單位開始滴注，沒想到就算提升到最高劑量〇・〇七單位，還是抵擋不住迅速流失的生命徵象，菊枝阿嬤的皮膚開始變得蒼白發紫，四肢也越來越冰冷。我們不得不開始加上最後一線，也就是最終手段的升壓劑——腎上腺素。打了一支原汁原液、完全無稀釋

❶ 第一線藥物意指治療一開始的標準使用藥物，適用性較高，副作用通常也較低；確定成效不彰時，才會考慮使用第二線，甚至是第三線藥物。

❷ mean arterial pressure (MAP)，意指一個心搏週期中的平均動脈血壓。

的腎上腺素後，阿嬤的血壓馬上從六十幾直接竄升到一百多，但因為藥效短，二十幾分鐘後，又慢慢掉回危險值。此時，我們只能繼續補上一支又一支藥劑，菊枝阿嬤就這樣在鬼門關前不斷徘徊，來來回回被我們拉住，不肯放手。

「小兒子得到許可了！他馬上要過來！」護理師接到院方通知，趕緊向在第一線硬撐的我們回報，而我們也趕緊低頭在菊枝阿嬤耳邊說：「小兒子要來看妳囉，要加油喔！」縱使她雙眼緊閉，口中含著管路，無法做出任何反應，但是從她急著想伸出卻又不斷顫抖的右手食指，我知道菊枝阿嬤確實聽見了我們的話。

外面走廊傳來的腳步聲越來越近、越來越急迫，隨後刷開的加護病房鐵門那端，雙眼通紅的小兒子，在橫越上千公里的旅程、歷經彷彿無止盡的隔離，以及忍受內心無數個焦急煎熬的日子後，終於能出現在無比牽掛的母親面前。在一切還來得及的時候，他一個箭步來到床邊，激動地抱著母親，親自為菊枝阿嬤日日夜夜的等待畫上句點。

說也神奇，「迴光返照」這句話在臨床上還眞的存在。就在小兒子將菊枝阿嬤擁入懷中時，阿嬤的血壓和心跳竟然飆升到正常值，她的眼睛也突然睜開，含在眼角的淚水，彷彿承接的情緒瞬間過載似的，就這樣簌簌落下，將小兒子早已淚濕的衣領打得更濕。

最後一刻，菊枝阿嬤眉間的皺紋鬆開了，顫抖的指尖平靜了，唯一的期盼圓滿了。原本緊綳僵硬的四肢，在她深深地呼出最後一口氣之後，逐漸放軟、輕擺於床上。走過九十二年的歲月，這次終於可以好好休息了，終於不用再等待了。

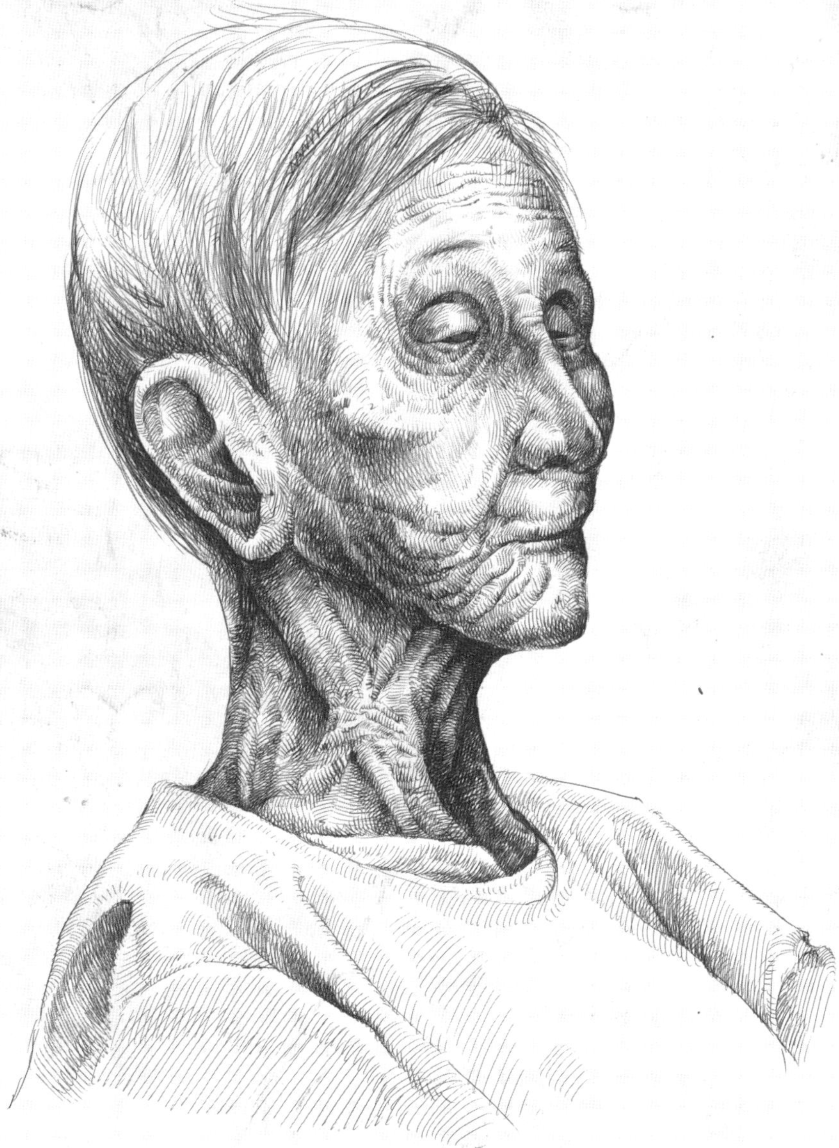

烈火英雄

鋼是在烈火及劇冷中鍛造而出，因此堅不可摧、無所畏懼。

——尼古拉．奧斯特洛夫斯基（Nikolai Ostrovsky），《鋼鐵是怎樣煉成的》

「醫師，燒傷中心第八床進 new patient（新病人），是個 major burn case（嚴重燒燙傷），請你來接病人！」

夜半剛過三點，凝滯的值班室空氣，被公務手機的銳利鈴聲劃破。我馬上從摺疊床彈坐了起來，接起抱在胸前的電話，一邊聽著護理師報告剛從急診送上來的病人狀況，一邊隨手抓起披在椅背上的白袍、踩著放在床下的布希鞋、拿起掛在掛鉤上的聽診器，小跑步往燒燙傷中心第八床前去。

「病人是被什麼燒傷的？燒傷部位和範圍多大？體重大約多少？」我一邊在電話中詢問病人的燒傷程度，心中還一邊默默計算著帕克蘭公式（parkland formula）：這是一個針對燒燙傷病人所需的點滴輸液量計算公式，針對每公斤體重，每一%的燒傷面積需要輸液四西西的乳酸林格氏液❶，輸液總量的一半需要在前八小時輸完，剩下的在十六個小時內灌完。因爲大面積燒傷病人其皮膚和底下眞皮層的血管、組織會嚴重受損，導致大量白蛋白❷與體液流失，若沒有及時且足夠的輸液，很容易在二十四小時之內產生低血容性休克❸，造成嚴重生命危險，甚至死亡。

「病人七十六公斤，雙下肢和雙上肢深二度至三度火災燒傷，在樓下急診有 desaturation（血氧濃度下降），已經先 on endo（置放氣管內管），large bore（大管徑導管）也打好了。」

燒燙傷中心護理師簡單報告了病人現況和已接受的處置，這一端的我則對應著燒燙傷面積，心算著要輸液的總量，緊接著便說：

「雙上肢和下肢燒傷面積大約爲三六%加上一八%，二十四小時之內要灌十六公升的 lactate Ringer，前八小時要灌八公升，那先 on pump，run 每小時一千西西！」我邊交代醫囑，邊以兩階一步的速度爬著樓梯，大步奔向燒燙傷

❶ lactate Ringer's solution，常用於體液或體內電解質不足時的補充。
❷ albumin，主要功能是維持滲透壓，並運輸體內的藥物、代謝物、毒素及激素。
❸ 體內血液或血漿容量不足，使得有效循環血量不夠而導致的休克。

中心。疾行的布希鞋在地板發出令人心煩的尖銳摩擦聲，一聲聲地迴響在醫院空無一人的樓梯間，彷彿斯里蘭卡傳說中預示著死亡的惡魔鳥烏里瑪（Ulama）淒厲的叫聲。

氣喘吁吁的我，拿著識別證，刷開了燒燙傷中心的管制大門，如反射動作般套上隔離衣、戴上髮帽、換上室內鞋，來到第八床。當我拉開簾幕時，護理師們正以幹練且迅速的動作，試圖在一整床凌亂中理出個秩序。病患被埋在各式各樣散布的管子、儀器、電線、繃帶、衣物底下，而我就像個考古學家，必須慢慢移開這些物件，挖掘出病患的全貌。

他是名壯碩的三十多歲男性，但現在卻毫無意識地癱在病床上，水腫的口中已插好氣管內管，而他唯一的動作，是被呼吸器帶動的胸廓起伏。全身像是裹著一層黑色麵粉——那是火場濃煙燻出來的碳粒；上下肢被烤焦而脫落裂開的皮膚之間，分布著斑駁的赤紅色和灰白色——那是已三度燒傷的壞死皮下組織，以及深達肌肉、已無血流的四度燒傷；而末端的指頭，早已經像烤焦的竹筷子，焦黑且乾枯蜷曲；指甲則像枯葉般，搖搖欲墜地靠著僅剩的甲床連接在指尖。沿著大小腿和手臂的兩側劃開了好幾道長長的手術切口，暴露出鵝黃色的脂肪層，這是爲了避免環狀嚴重燒傷所造成的腔室症候群❹所做的緊急處置——焦痂切開術。

我們就在這交雜著火場煙燻味、滲血鐵鏽味、體液微腥味和消毒藥水味的重症病床上，一步步清理燒焦壞死的組織，再將奄奄一息的病人安置好，最後將純白色的銀磺胺藥膏覆蓋在病患身上散布交織的焦黑色、鮮紅色、蠟黃色傷口上，像是油漆匠試圖掩蓋牆上斑駁、重新粉刷般，把這些五顏六色的傷口以藥膏和紗布包裹起來。不過我很清楚，這些肉體的破損也許可以修補，但深刻入骨的心理創傷，是怎樣也粉刷不掉的。

正當我終於能稍微喘口氣、脫掉無菌手套時，隨口問了火災現場有多少病患，身旁也正在脫下隔離衣的護理師說：「急診交班有三個，送來我們這裡的這個病人最嚴重，他也是第一批進入火場的消防員。」聽到的瞬間，內心著實震驚了一下：前些日子，我才看到新聞報導，知道過去十幾年來，臺灣的打火弟兄已有四十多位殉職，這數字超過香港消防處從一九二七年成立以來的總

❹ compartment syndrome，人體組織因某些原因發炎腫脹，再加上由於無法舒緩腫脹帶來的壓力，使得血液無法進入組織，最終導致組織壞死。

和，讓我也為出入火場、穿梭人間煉獄中搶救生命的消防員深深感到不捨。

稍事整理好身上的白袍，我踏出燒燙傷中心的鐵門，準備和在外等待的家屬解釋目前病情及醫療處置。一踏出大門，便看到外頭的長條椅上，坐著一位下腹微凸的女性，她將臉龐深藏在披肩長髮裡，形單影隻地癱坐在長椅的最角落，而在不斷抽動的肩膀下，是捏緊了好幾張衛生紙的雙手。

「您好，我是今天外科值班醫師，請問您是病患的家屬嗎？」

「太太！我是他太太！請問阿正他怎麼樣了？他還好嗎？他撐得下去嗎？他是不是很嚴重？他……」她焦急地抬起頭來，急促地一句又一句重複著相似的話，而在她早已哭腫的雙眼下，布滿濕了又乾、乾了又濕的淚痕。

「您先生大面積嚴重燒傷，目前處於十分危險的狀態。目前我們先穩定了他的生命徵象，不過接下來可能會面臨感染的挑戰，以及後續的清創和植皮手術。他現在在第八床，妳想看一下嗎？」

「好，請讓我看一眼……」病人的太太下意識來回撫著自己凸起的下腹，似乎對接下來準備看到的景象感到焦慮和猶豫，不知道自己是否承受得住。

燒燙傷病人最怕感染，因此燒傷病房是和外界隔離的，透過大片玻璃窗區隔會客區與病房。我引導她從外面的會客走廊進去，家屬就能透過玻璃窗看到特定床號的病人，而玻璃窗旁的電話也會和病床旁的電話連線，可以藉此和病人通話。阿正的太太來到八號玻璃窗，一看到全身包滿白色紗布、只露出嚴重水腫的眼窩、嘴巴咬著氣管內管的病人後，激動地拿起電話大喊：

「阿正！你給我起來……給我站起來！當初結婚的時候你是怎麼跟我說的？你說你永遠會在我身邊……你不能在我習慣依賴你之後，還要我接受不能承受的事情！你給我站起來！爲了我和寶寶，拜託你站起來！嗚……」

透過濺滿淚水的玻璃，太太柔腸寸斷地看著阿正，而從阿正眼部剪開的紗布孔洞中，我也看到透明液體不斷地從浮腫的眼隙間流出，分不清滲出的是組織液，還是乘載著阿正最後意識的淚水。

接下來的日子，像是人間煉獄般進行著。我們盡全力搶救阿正，不斷地重複清創和植皮手術。首先要用類似大型刮鬍刀的 weck knife，將阿正身上那些已經死去的皮膚一片片刮掉，直到把那些像是棕色皮革、毫無血色的死皮清除掉、露出會出血的皮下組織才能停下來，因爲唯有暴露出有良好血液供應的傷口床（wound bed），植上去的皮膚才有辦法存活；不過也是正因爲如此，清創到後來，整個手術檯往往變成鮮紅色潑墨畫，持續輸進體內的血液，又不斷從失去皮膚的傷口湧出，浸濕了無菌綠色鋪巾，潑濺到手術衣和刀房鞋上，沾染上一大片赤紅。

阿正也因爲「體無完膚」，取皮需要從相對於完整的頭皮下手，以分層植皮❺的方式取下部分頭皮，再切成數千數百片塊三公釐見方的小塊，移植到手腳燒傷處。阿正忍受著手術千刀萬剮的煎熬時，太太則是每天準時在會客時間出現，就像拚命想吹飽漏氣的氣球似的，不斷透過話筒，將各種打氣激勵、要他堅強站起來的千言萬語，從阿正的耳朵灌進他體內，似乎覺得唯有這樣，才能將他日益消瘦的軀體撐起來。

這些當下，縱使阿正全身包覆著紗布、嘴裡插著管、眼皮腫得張不開，我仍可以感覺到他奮力地想回應妻子，心搏隨著一句句「拜託你站起來！」不斷加速，似乎想將所有的血液灌流到腿部、用僅有的力氣抬起不斷顫抖的雙腳，

❺ split-thickness skin graft (STSG)，取下來的皮膚厚度較薄，只包括表皮層和部分真皮層，可進行大面積植皮。

起身來到太太面前，以行動化解妻子的憂心、堅守自己許下的諾言——那個永遠會站在她身邊的諾言。

深具革命情感的同事們，也輪番前來探望阿正；其中一名消防隊學弟更是積極，只要是沒上班、值班的日子，他一定會來看阿正。他說之前深受阿正的照顧，阿正對待他就像對待自己的弟弟，毫無保留，無微不至。讓我印象最深刻的是，在一個大雨滂沱的夜晚，全身濕透的學弟仍風雨無阻地來探望阿正，拿著病房電話講到激動處，他突然丟下話筒，雙腳立正用力一踏，左手半握拳往腿側一貼，右手五指併攏向前額一揮，直挺挺地向阿正行禮大喊：「一日打火弟兄，終身肝膽兄弟！」臉上滴下的，早已分不清是雨水還是淚水。

雖然那鐵漢柔情般的呼喊，在幾秒鐘之內便消逝在單調冷清的醫院長廊裡，但對我來說，那眞摯純粹的情感，卻像是一顆炙熱的子彈筆直打進我心中，在心房裡持續燃燒，久久難以熄滅。

可惜的是，生命總充滿事與願違的無奈，阿正的病情並沒有隨著大夥不斷的加油打氣而改善。在數個月的奮鬥中，阿正的生命之火，逐漸在多種抗藥性細菌感染、肺水腫、肺炎、腸胃道出血中消磨殆盡，想看到阿正站起來的願望，終究是落了空。

之後，我結束了燒燙傷病房的值班歲月，繼續到其他外科的次專科訓練輪轉，心中卻一直忘不了當初的場景；甚至在某些夜間值班的午夜夢迴之際，耳邊似乎仍能聽見阿正太太不斷吶喊著：「站起來！」

過了好一段時間，有天我偶然再次經過燒燙傷中心，在釘滿感謝卡片和信件的布告欄上，看見了其中一張署名「阿正家屬」寄來的卡片，上面除了感謝護理人員那段時間的照顧，還貼著兩張照片，一張是阿正太太抱著襁褓中的小嬰兒，另一張則是阿正背著重裝備、倚著消防車的照片；而這也是我第一次看見沒被紗布掩蓋住臉龐的阿正。

「嘿！終於看到你站起來的樣子，真的滿帥的啊！」我在心中默默地對那張照片說。一瞬間，那段艱困難熬的時光就像跑馬燈般閃過我的腦海。人間一瞬，儘管肉體已然灰飛煙滅，但留在家人親友心中的，是救人救災無數的你，那些最帥氣、最堅強、最善良、最仁慈的一面。我相信，在往後的歲月裡，你仍將以鐵漢之姿，挺立在每個人心中，用著即使烈焰也無法燒盡的精神，繼續扛舉著每顆幽微的內心、撫慰每個脆弱的靈魂、支持每個躊躇的生命。

我揉揉眼睛，看向窗外長著雜草的空地。那個去年冬天被引火燒掉的草叢，如今早已抽出了春葉，綻放著不知名的小白花，點著頭，展開綠色的葉翼，隨著微風自在地搖曳揮舞。

阿正，是不是你在向我揮手啊？你那邊都還好嗎？

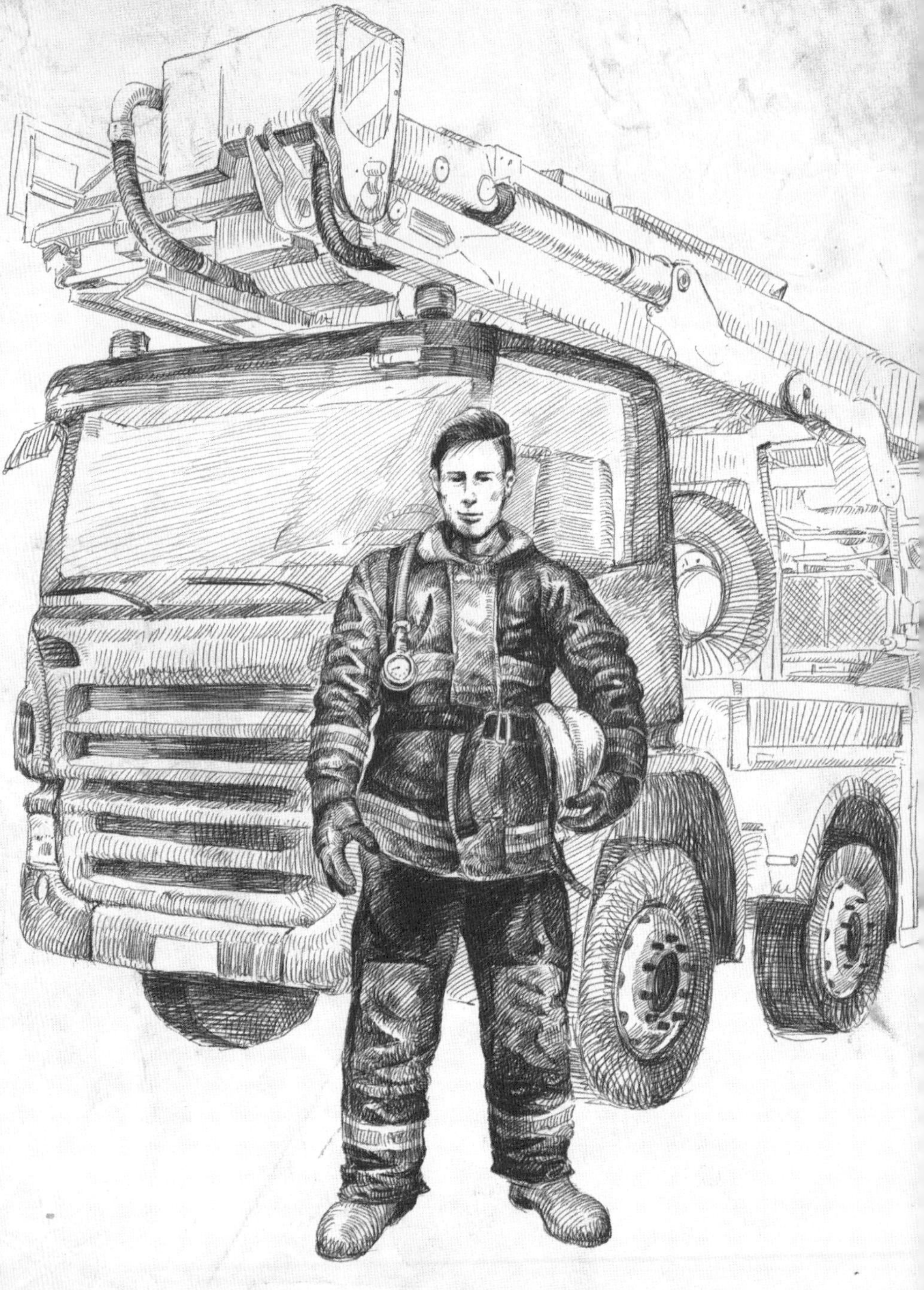

最後最深的抱歉

六千五百個日以繼夜的灌溉、一萬五千多次母愛滿溢的哺乳、兩萬頓精心烹煮的三餐、無數次夜半操煩掛心的失眠，才得以把一個幼小的生命孕育成人、在世上立足。一段人生想要羽化成蝶，其養成過程是多麼漫長，得來是多麼不易。但這一切，只要碰上一次放縱的酒後狂飆，就足以全部抹消，瞬間歸零。

午夜裡，一個十萬火急的急診病例，一位被酒駕莽夫撞得鮮血直流的年輕騎士，一套顯示多重顱骨及臉部骨折的電腦斷層，一通打給家屬的病危通知，一句「無論如何請搶救到底」的哭喊請求。緊接著，是將近一個小時的急救，一包包拆封散亂的急救器械，一下下自動CPR機器的作動，一劑劑藥效猛烈的強心針注入，一聲聲表示脈搏減弱的監視器示警聲，以及將一切混亂畫下句點的最後一張心跳停止心電圖，和一整個內心破碎滿地的家族。

激動的家屬們在護理站來回踱步，看著電腦螢幕裡呈現的頭部電腦斷層影像，無法接受地哭喊大叫——黑鴉鴉的底色裡，浮現著拼圖般破碎的白色頭骨。而那道在顴骨旁、上頜骨中的長條形骨裂更是觸目驚心，猶如流下的淚水、從眼眶往下，沿著臉頰兩旁的路徑，一路向下裂開。

看著那張影像，在那瞬間，我突然覺得，那兩行淚水般的骨裂，似乎是這名青年用盡最後的力氣向家人訴說的抱歉：向含辛茹苦的養育之恩說抱歉，向白髮人送黑髮人的心碎場景說抱歉，是最後也是最深的抱歉。

酒精這條河流，流竄在酒駕司機的血液裡，沖走了無數生命，也帶走了許多無辜殞落的靈魂。眞心希望這條每年沖走上千條冤魂的紅色河流，能早日乾枯。畢竟，每個來到世上的生命，都是如此得來不易，應當精采地活得像春天綻放的花朵，而不是短暫地如清晨的朝露般蒸散。

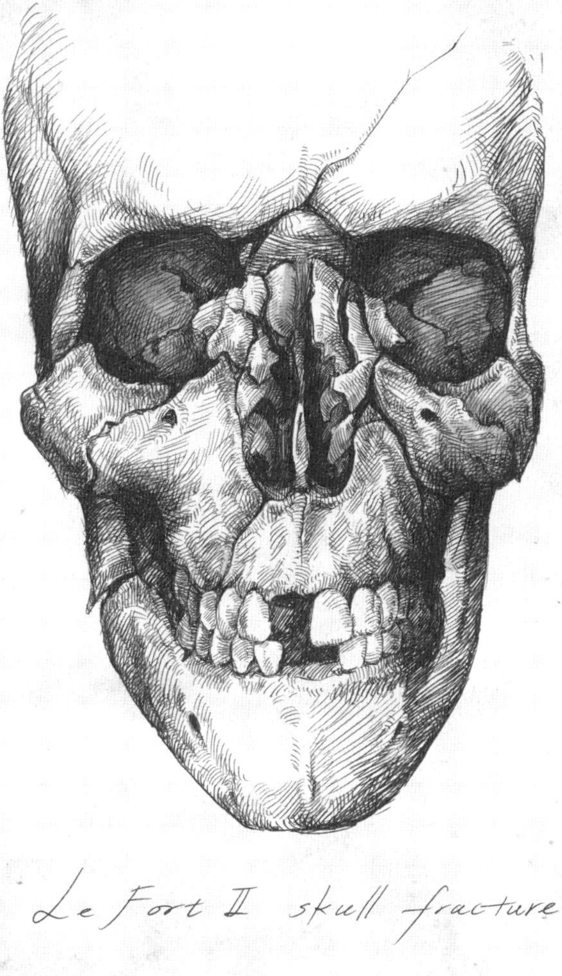

Le Fort II skull fracture

海水的擁抱

救護車開到了偏鄉的沙灘上，躺在擔架上、臉上戴著氧氣面罩的玉珍阿姨被抬出後車廂、推到了海邊。聽著宛如輕柔絮語的海韻，她靜靜閉上了眼，以半仰臥的姿勢被人抱在懷裡，慢慢沒入海水中，進行受洗儀式。那瞬間，她蒼白的雙唇湧現月牙般的微笑，輕輕柔柔地推起了臉頰上久違的酒窩，兩行滿足的喜悅之淚潸然落下。

黃昏時刻，溫暖的海水從身後輕柔地環抱著她，彷彿重新回到闊別三十年的母親懷抱——那個令她在無數個午夜夢迴裡萬般想念的懷抱。

五十六歲的玉珍阿姨對抗卵巢癌已經好一段時間了。從十幾年前的某一天起，她開始覺得自己明明沒吃多少東西，肚子卻老是覺得很撐，還伴隨著腹痛和偶發的噁心症狀，再加上驟減的體重，讓她覺得事有蹊蹺。果不其然，在醫學中心接受檢查後，發現這些症狀都是卵巢癌在作怪。很快的，玉珍阿姨遵照醫師的治療建議，在家人的陪伴支持之下，開始走上艱辛的抗癌之路。

一開始，玉珍阿姨接受了大範圍的腫瘤切除手術，將子宮、卵巢、輸卵管、骨盆腔裡的淋巴結都拿掉；這就像是發生森林大火時，會從火災核心向外推估出一個安全距離，再將外圍的樹木砍掉，好限制燃燒的範圍，避免惡火無止盡地蔓延出去。

的確，初期的手術換來了一段不算短的蜜月期，原本困擾著玉珍阿姨的症狀頓時消失，生活品質再次回復到如同生病前的狀態。經歷過疾病摧殘後，阿姨也深切體會到，自己的生命時鐘也許已然開始倒數計時，每一口再平凡不過的呼吸，都變得相當珍貴，連帶著人生觀也大幅改變：她開始敞開心胸、放下一切，用力地笑、使勁地玩、大力擁抱、大聲說愛。原本爲了工作而擱置許久的家庭旅遊計畫也重新啓動，帶著深愛的孩子和家人環島遊玩。在海邊的民宿旁，進行那些好久沒有過的對話，彼此聊著工作或學校裡的瑣事心得，一邊回憶著以前的趣事，一邊放聲大笑，分享自己未來的夢想和目標。

玉珍阿姨看著眼前的這一幕，心中滿是溫暖，同時也百感交集。過去的自己，總想著要趁年輕時好好打拚累積，這樣等到老後，才能開心地享受人生，才能過著她以爲的「富足生活」。殊不知，這樣拋下身旁人事物埋頭苦幹的結果，反倒錯失了許多千金難買的珍貴時刻。原來自己一直都用錯誤的方式來追求生活的滿足，而眞正的快樂，其實如此純粹，如此簡單；其實一直近在眼前，而非遠在天邊。

愜意的人生蜜月期悄然結束。幾年後，狡詐的癌細胞突然復發，轉移陣地到肝臟和腹膜，捲土重來，另一輪神魔大戰再次開打。化學療法和放射療法輪番上陣，對持續攻城掠地的癌細胞實行焦土轟炸。沒想到不斷進化的癌細胞不但完全沒有退縮的打算，生長速度還越來越快，像氣球般從〇・五公分、一公分、五公分、十公分、十五公分……一路增大，壓迫玉珍阿姨脆弱的消化系統，讓她產生腸道阻塞、噁心嘔吐、食欲不振、血流不順、肢體水腫等症狀。

爲了減緩這些不適，玉珍阿姨來到消化外科，進行腫瘤減積手術❶，盡可能切除一切肉眼可見的復發腫瘤和腹膜轉移腫瘤，以減緩癌症造成的症狀，提升末期的生活品質。當時剛來到消化外科訓練的我，在第一次跟隨主治醫師查

❶ cytoreduciton surgery，指在手術中盡可能切除肉眼能見的原發及轉移腫瘤。

房時遇見了玉珍阿姨，那時候的她已反反覆覆進行了七次減積手術。雖然這手術的目的原本就不是爲了根除癌細胞，但隨著每一次手術後，剩餘的腫瘤細胞一次比一次強韌，劫掠的領土一次比一次廣大，入侵身體組織的程度也一次比一次深。最後，惡性細胞已滲透到肝臟、胰臟和胃臟的每一條血管、每一寸組織，只要器械一碰到就會大出血，完全止不住。最後一次開刀是所謂的「open close surgery」，也就是開腹之後，發現已經沒辦法再做些什麼，於是直接將傷口縫合、結束手術，改以支持性療法來治療。

每天查房時都可以發現，玉珍阿姨身體的水腫日趨嚴重，呼吸也日益困難。我們知道阿姨時日無多了，而她也明白自己大限將至，彼此於是很有默契地談到安寧照護，希望最後一程能舒舒服服地走完。很順利的，安寧病房剛好有床位，一切很快便安排好。記得在最後幾天查房時，主治醫師學長輕拍著阿姨的肩膀，對她說：

「這場仗打了很長、很久，也很艱辛，您眞的辛苦了！我們一起做了所有能做的事情，也用了所有能用的武器，這場硬仗我們都盡了全力，沒有留下任何遺憾了。剩下的，我們就交給上天安排，大家都會陪在您身邊！」同時也交代我要開什麼藥劑、做什麼處置，盡可能讓阿姨舒適地度過。

這時的玉珍阿姨，臉上雖然帶著高流量氧氣面罩，呼吸稍顯急促，但仍充滿感謝地握著學長的手說：「謝謝你們……的幫忙，能讓我……在這多出來的好幾年裡，完成……我好多想做的事情、跟許多人說完……想說的話……」

阿姨每講一句話，都看得出來非常費力。最後，她停下來換幾口氣，繼續將剩下的話擠出來：

「其實……我還有最後一件事情想做——想去海邊受洗……為了見最後一個我很想見，但是沒能見到的人……我媽媽。我雖然……先前沒有信教，但是我媽媽是基督徒。她三十年前……去世後，我每天都很想念她。如今……我就要回去了，我希望……能受洗，和我媽一樣……希望這麼做，能讓我再次看到她、回到她身邊……」

雖然癌末病人多半極度虛弱，就算起個身，也會氣喘吁吁的，有時連血氧都會掉到很低，更不用說要移動到醫院外；但我們都被玉珍阿姨最後的心願感動，自然想盡辦法、到處張羅也要幫她完成。多虧許多單位和夥伴的配合，事情很順利地安排就緒，喬妥了救護車，也敲好了日期。爲了減少肺積水造成呼吸困難，當天早上出發前便打了利尿劑，盡量將積水拉出體外，同時也注射嗎啡，以減少疼痛和急喘。玉珍阿姨換上媽媽生前最喜歡的小碎花洋裝，還戴上了媽媽最常掛在胸前的項鏈，更化上了高雅清新的淡妝，準備以最體面的容貌，完成此生最後一項儀式。

快到中午時，阿姨躺在擔架上，被推上了救護車。我目送救護車從不同於平常的方向駛離醫院、消失在路的盡頭，前往嘉義的一處小海灘——據說那裡是阿姨的故鄉。

那個傍晚，玉珍阿姨幾經折騰，終於從受洗的海邊回到了病房。她的嘴唇微微變紫、發紺，血氧飽和度顯然不足；面色蒼白，也表示血色素已經過低，但是這些病容，卻掩蓋不了臉上心滿意足的微笑，以及安然祥和的眉目。那個神情，是任何人一看都能了然於心、明白此生已無遺憾的表情，如此放鬆平靜，如此無牽無掛。我走到玉珍阿姨身邊，握了握她的手，比了個大拇指，對她說：「您眞的很棒，辛苦了！」順便也轉告她，明早就可以轉到安寧病房了，可以好好休息。

她淺淺地笑了笑，將我拉向她，用盡了力氣在我耳邊說：「我看見媽媽了……她抱著我……眞好……眞好！」我們相視而笑。今晚的病房，感覺特別溫馨。

隔天清晨，我來到護理站準備列印病人清單時，看到阿姨的名字不見了。正準備去問大夜班負責的護理師時，她也剛好看見我，便跟我說「玉珍阿姨半夜走了」。我不由自主地走到阿姨的病房，在一整室寧靜的空氣裡，只看到一張鋪著平整床單的病床，摺疊整齊的棉被就置於床腳。我站在床邊，一邊靜靜地看著陽光中漂浮的塵埃，一邊整理自己的情緒。我想，雖然阿姨來不及住進安寧病房，但她其實也用不到了：因爲在最後一刻，她已徹底地得到安寧，以最溫柔的方式告別凡間的世俗，拋下一身病痛，回到了母親的懷抱。回頭離開病房，我輕輕帶上房門，那個瞬間，心中感到這一切的一切，全都美到不能再美。

Baptism

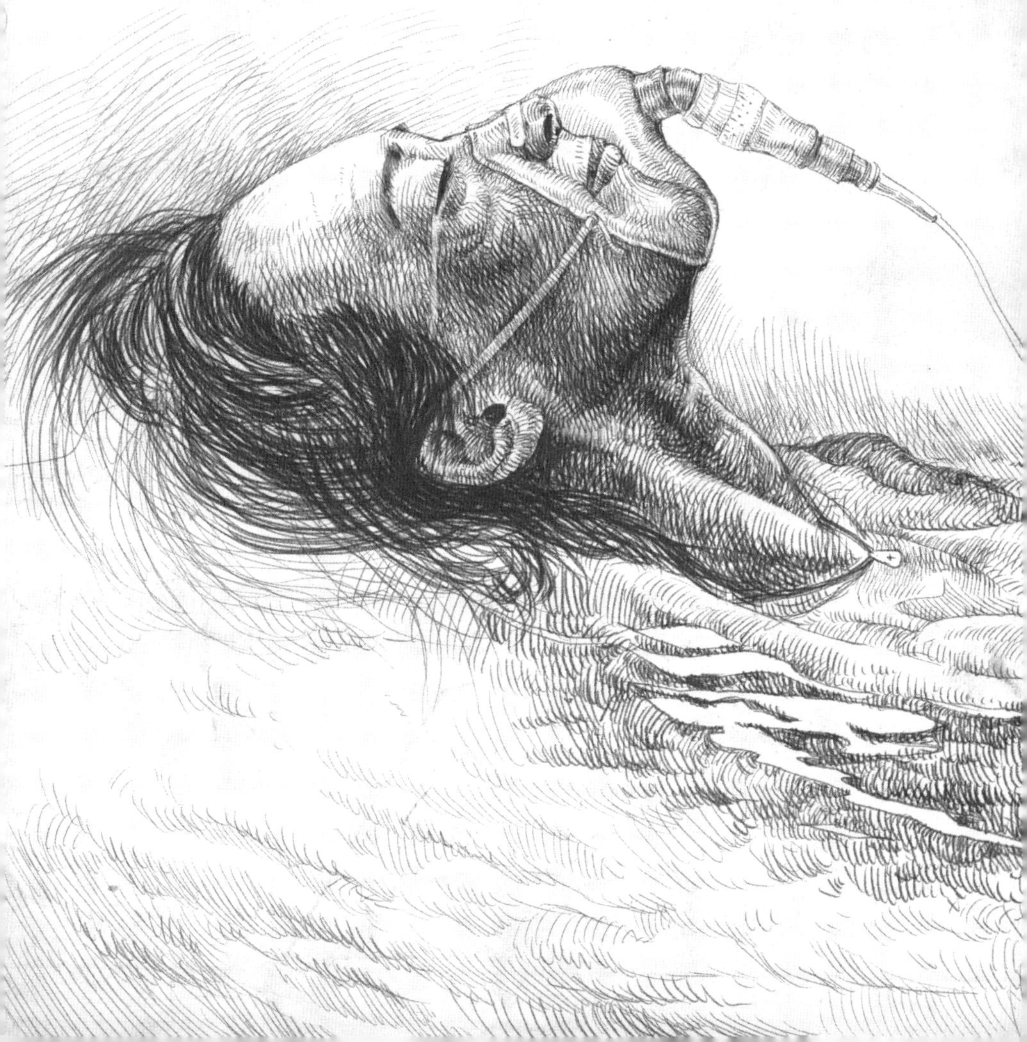

奮鬥的遺跡

最終，陳爺爺還是沒有撐過來，在凌晨四點時，嚥下最後一口氣。護理師通知在走廊徹夜未歸的家屬們，病人的最後一刻已然來臨，讓他們陸陸續續進入加護病房，做最後的道別。

病房的大門打了開來，我看到留著一頭銀白色鬈髮的老奶奶，身形佝僂、步履蹣跚地向病床走去。她的左手由紅了眼睛的兒子攙扶著，右手則緊揪住胸口，像是遭受重擊般；低垂的頭因極度心痛而無法抬起，臉上所有的皺紋都隨著緊閉的雙眼糾結成一團；一聲聲已經哭到無力又無法抑制的微弱啜泣，幾乎阻塞著她的呼吸道，讓她喘不過氣來。

老奶奶踉蹌走到像是睡著的老伴身旁，握著他插滿點滴管路的手。她的雙腳不停顫抖，幾乎快站不住，我們趕緊拉了張椅子讓她坐著。一起牽手走過六十年歲月的他們，拌了一甲子的嘴，似有千言萬語仍未說完，但此刻老奶奶剩餘的力氣，只能開闔著蒼白的雙唇；儘管還想對爺爺說些什麼，微弱的聲音卻被逆流而出的滿腔悲傷，哽咽於喉嚨深處。

柔腸寸斷地癱軟在椅子上的奶奶，將臉埋進爺爺手中，嗚咽地哭泣著；而摟著奶奶的兒子，也低頭親吻爺爺的額頭，在他耳邊輕聲說：「我會好好照顧媽。爸，辛苦了……謝謝您給我們的一切……謝謝您……」

極爲親密但又令人心碎的道別告一段落後，我拿著印有一條水平直線的心電圖紙來到他們身邊，進行死亡宣告，也安慰家屬，說這段時間大家都辛苦了，陳爺爺也不會感到疼痛了，一切的苦難都沒有了。待他們稍微收拾一下情緒後，護理師請家屬先到會客室休息，讓我們幫爺爺打理清潔，再請他們進行後續的程序和手續。

此時的我，戴著乳膠醫療手套、拉起床尾簾幕，來到陳爺爺身邊，對他深深一鞠躬，輕聲對他說：「您這一生辛苦了。您好好休息，我來移除您身上的管路，讓您舒服一些。」

首先，將床欄拉低，我開始從頭頂到腳底，依序拔除鼻子裡的鼻胃管、口中的氣管內管、脖子右側的中央靜脈導管、肚子兩側的引流管，以及鼠蹊部的導尿管。在這過程中，我看到爺爺身上滿布著爲生命而奮鬥的痕跡，感受到他始終充滿鬥志地對抗病魔，爲了家人親友用力呼吸、努力活著，爲了所愛的人堅持到最後一刻：

頭頂左側頭皮，有塊大約七乘以十公分的橢圓形手術舊疤痕，那是先前因車禍接受開顱減壓的顱骨切除手術痕跡；臉頰左側有塊膚色稍爲不均勻的皮瓣，那是因口腔癌進行局部切除腫瘤手術後，取自大腿前外側皮瓣、以塡補口腔殘缺的痕跡。

胸骨前有條大約十公分的舊疤，那是因嚴重心肌梗塞而接受冠狀動脈繞道手術留下的痕跡；肚子上縱切過肚臍、長約十幾公分的手術縫合傷口，仍是些微滲血的新鮮發紅狀態，這是因爲腸缺血造成急性腸壞死，也是這次緊急入院接受手術的原因；另外，腹部兩側也有三個大約一到兩公分的微小傷口，那是爲了切除生長在乙狀結腸處的大腸癌，所做的低位前方切除術❶留下的痕跡。

右側髖關節也有一條長達數十公分、依稀可見的舊疤痕，那是很久之前，

❶ low anterior resection (LAR)，直腸的腫瘤依生長部位的高低，有不同的手術方法可以切除：一般而言，腫瘤若位於直腸的中上段、肉眼無明顯轉移者，可適用這種手術方法。

某天清晨前去市場擺攤的路上，遭酒駕的車子追撞，造成股骨頸位移性骨折而接受的半人工髖關節置換術；雙腳的膝蓋明顯可見人工膝關節置換手術的痕跡，那是因為工作經常搬運重物，加上日積月累的受傷，讓陳爺爺的膝蓋軟骨早早就磨損殆盡，導致退化性關節炎，並苦於舉步維艱的疼痛，因此接受手術治療；最後是雙腳因為長期血糖控制失衡所造成的糖尿病足病變，腳指頭陸陸續續壞死凋謝，最後只剩下六隻。

在這一生漫長的八十多年歲月中，陳爺爺以大大小小的傷疤，在肉體上記錄著生命中每個波濤洶湧的奮鬥，縱使他已無法再開口說話，但這些勇氣的印記代替他，述說從不向人生低頭的氣魄。

看著陳爺爺這副滿是歷練的肉體，我知道，他在仍擁有肉體使用權的短暫歲月裡，曾淋漓盡致地發揮這副恩賜的軀體，讓他得以在步出人間舞臺時，舞出八十多年的精采故事和令人驚嘆的成就。即使殘破的身體離開了，但是以無畏靈魂所淬煉出的不朽精神，仍會繼續活在那些深受感動的人們心中。

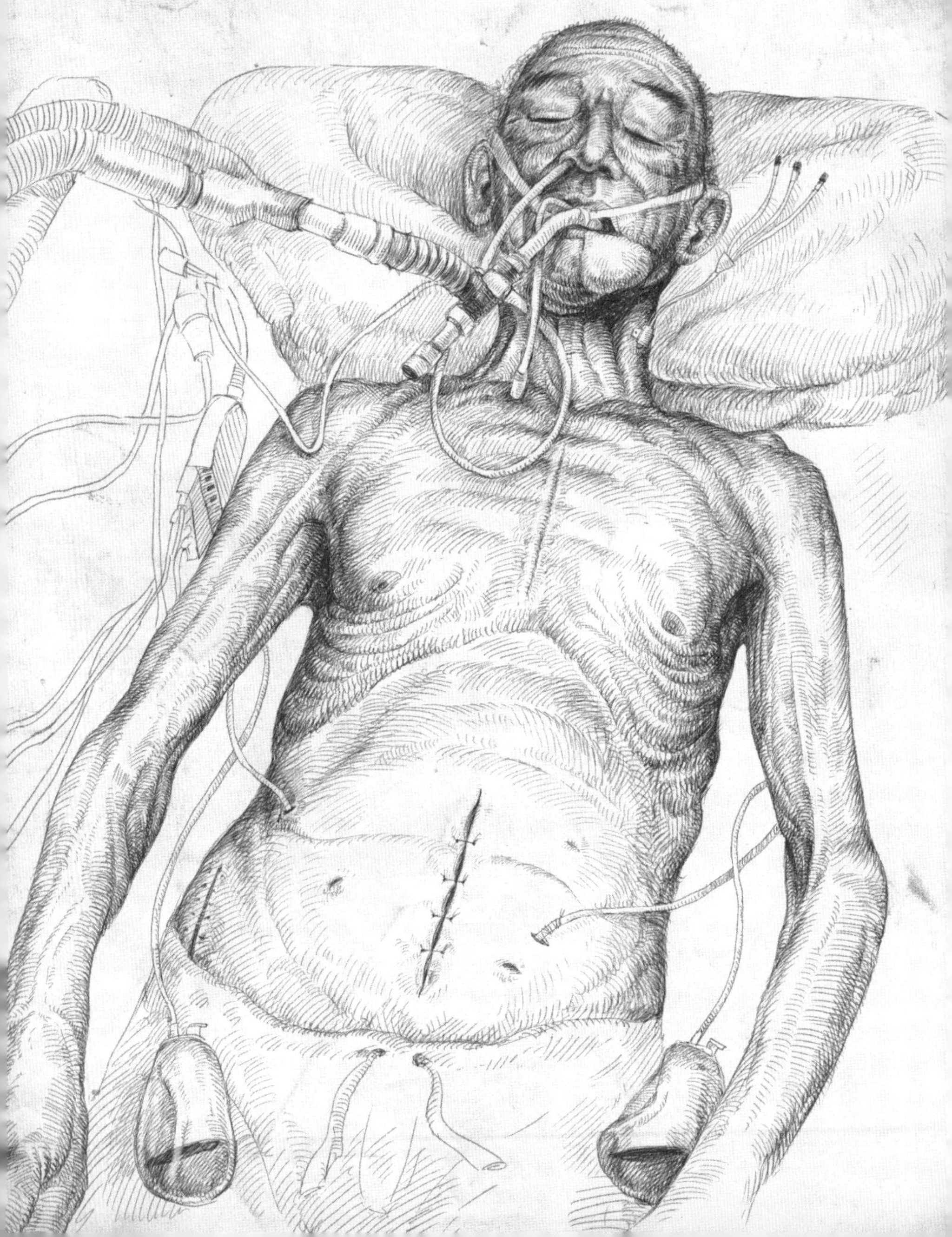

二十分鐘的差異

一個假日的值班日下午，心臟外科的總醫師學長趁著上刀空檔，來外科加護病房看幾個開心臟的病人，順便問我病人們有沒有什麼特別的狀況。

突然，學長的公務機鈴聲大作，他反射性地接起來，卻沒想到如往常一樣的鈴聲，迎來的卻是非比尋常的劇情。

「喂～你好……什麼？有沒有搞錯？爲什麼 aortic dissection（主動脈剝離）直接送過來？爲什麼沒有先問問看我們這裡能不能收？二十分鐘前送的那個 dissection（指另一位主動脈剝離的病人）現在才麻好、準備要開，我們所有 CVS（心臟外科）的 VS（主治醫師）都在刀檯上耶，你現在叫我收病人，我是要怎麼收啊？收進來也沒辦法開啊！」

學長氣急敗壞地回覆樓下急診的照會電話。「什麼叫『已經送到這裡也沒辦法啊』？又不是送宅配包裹，還可以退貨，一開始就要先搞清楚可能的流向啊！也不先問清楚到底是怎樣的case，也不事先通知我們可能有那麼急迫的病人要進來，你是要我直接在ＩＣＵ床上動刀開胸嗎？還是你要來開？」學長說到激動處，把手上的板夾「啪」的一聲摔在牆壁上，而旁邊的ＩＣＵ護理師似乎早已習慣，默默地互看了一眼，又繼續手邊的工作。

「拜託！啊我問你，現在那麼unstable（不穩定）、已經BP drop（blood pressure drop，血壓下降），你是要怎麼轉院？這樣誰敢收啦！看就知道根本來不及轉送到其他醫院啊！在半路上就會expire（死亡）啦！」爆青筋的學長還想再丟東西，卻發覺手上已經沒有東西可以丟，於是用力捶了護理站的桌子一記，坐在旁邊的我，以及眼前的電腦螢幕，連同桌上散放的病歷，都跟著震動抖了一下。我們都能清楚感受到學長心中威力驚人的超級強颱，正被位於颱風眼裡的公務手機，不斷加強升級。

「好啦好啦！你先把病人送來ＩＣＵ，把目前的狀況跟她的家屬解釋清楚！」學長掛上電話，漲紅的臉上又多了幾條青筋，感覺就像灌了太多氣的氣球，隨便一戳就會爆炸。

用力深呼吸幾口氣，他抓著胸口，痛苦地轉過來對我說：「我看我也要幫自己 on 一檯急刀了，再這樣下去，我的主動脈也要剝離啦！都不知道要怎麼跟 VS 交代……啊……就算沒有主動脈剝離，我也要被 VS 剝皮了……」看到學長碰到如此超現實的困境，我說什麼話都是多餘的，只能默默看著他無奈地打電話給主治醫師解釋這窘境：「主任不好意思，我知道您在刀檯上，不過現在這情況……對不起……對，是，我這點沒做好，沒有注意到……嗯，是，抱歉抱歉……」他一邊困窘地說明這個無解的難題，一邊也露出在電話裡被千刀萬剮的表情。

過不久，一位七十多歲、癱軟在病床上的老奶奶被推過來，身上掛滿了各式各樣的管線、藥劑和儀器，嘴裡還咬著氣管內管，正試圖努力維持她微弱的生命徵象；病床後面則跟著一群雙眼泛淚的家屬，心急如焚卻也語無倫次地不斷重複說著：「前幾天也都沒有說不舒服啊……中午突然說胸痛背痛，就這樣倒下去了……怎麼這樣……怎麼這樣啦……現在怎麼辦啦？」

學長趁著護理師上前安慰他們時，迅速且直接地說明目前危急的狀態和後續所剩不多的選項：要激烈地搶救？還是平靜地離開？以目前的狀態來說，無論哪個選項都無法開到刀，最終只能在加護病房凋謝；縱使急救，也無法爭取到太多時間，最多可能也只差個幾十分鐘吧……

極端又殘酷的劇情展開得太快太突然，只是一個再普通不過的午間，任誰都猜不到，卻成爲生離死別的抉擇點。腦袋一片空白的家屬們還不知道要怎麼接受眼前這狀況，只知道無論如何都不希望老奶奶再受苦，傷心欲絕地喊著：「醫師！不要救了！媽……對不起……對不起，我們不想再讓您受苦了……對不起……對不起……」做出決定後，家屬們圍繞在床邊，握著老奶奶的手，珍惜彼此最後的時光，好好陪著她走到生命盡頭，直到心跳回到零的原點。

花開花落終有時，唯有當下最保值。在醫院看見許多生死的我深刻體會到，也許人生唯一的常態，就是無常。雖然對絕大多數的人來說，人生和未來是可以盡情勾勒的，但只有掌握在手中的當下，才是最眞實、最實在的。畢竟，就像這位走過八十多個年頭的老奶奶，二十分鐘不過是微不足道的滄海一粟；也因此，沒有人料想得到，這二十分鐘，竟定義了生死的順序，成爲陰間和陽間的時差。

珍惜當下，雖然很八股，但卻是真理。

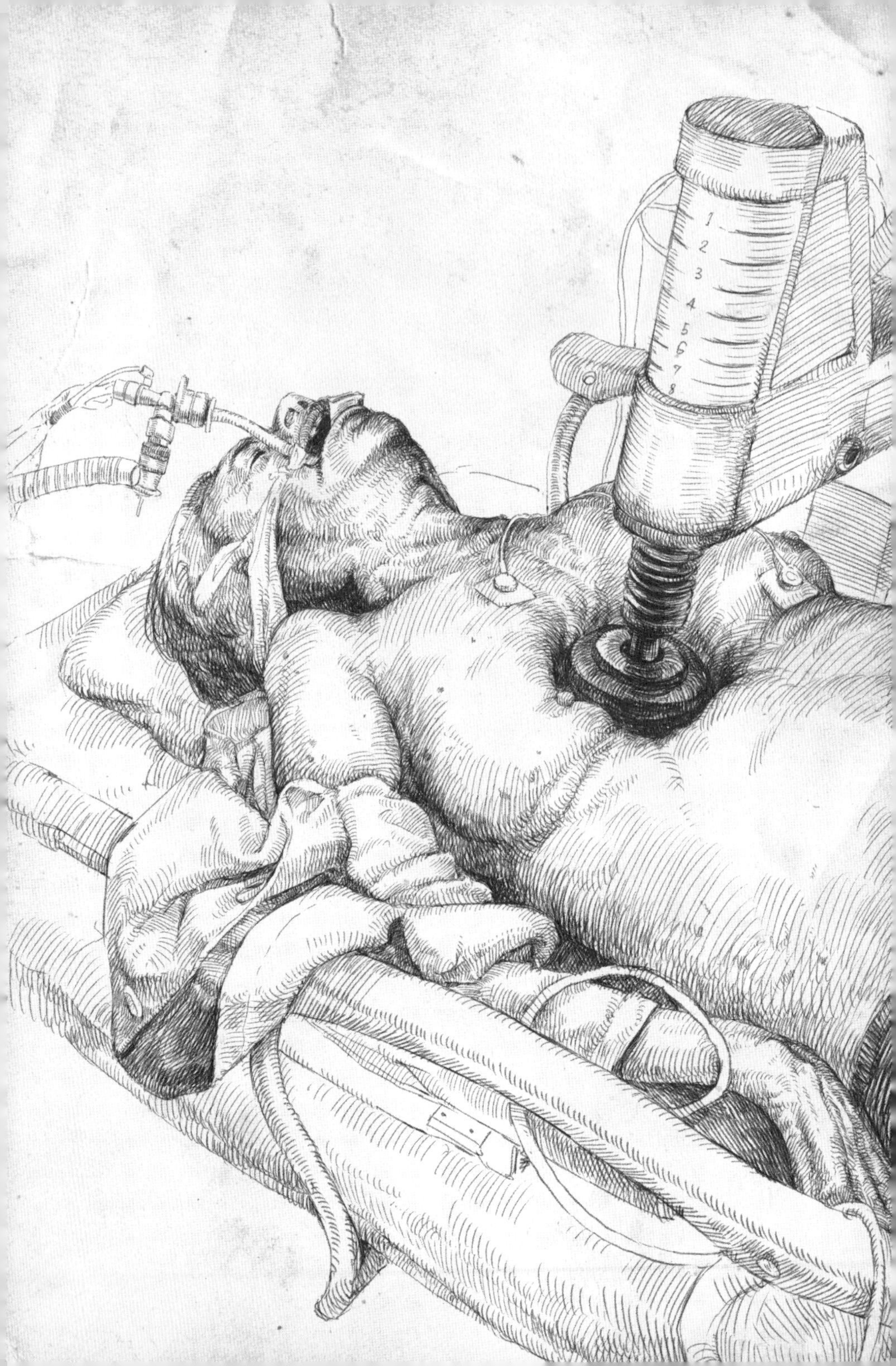
1
2
3
4
5
6
7
8

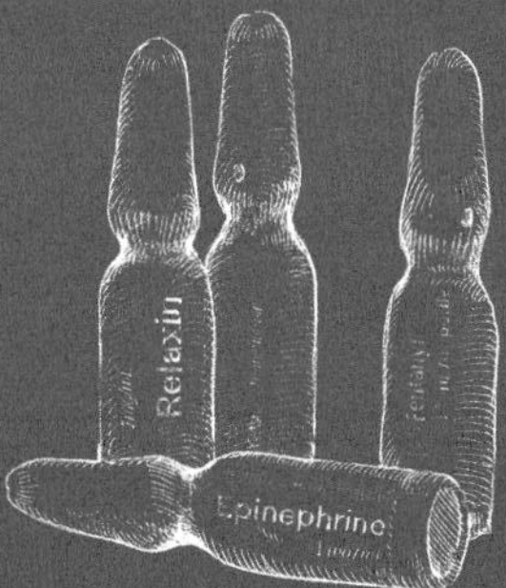

Part 4
以摯愛與柔情合成的升壓劑

炙熱的愛

評估燒燙傷病人的受傷嚴重程度時，可用「三度四分法」來分級。依照皮膚組織受損的深度分成三種程度，分別爲：只局限於表皮層的一度燒傷；傷及眞皮層的二度燒傷；三度燒傷則爲全部眞皮層燒燙傷，甚至深及皮下組織或是肌肉骨骼。大面積的二度燒燙傷在傷口恢復期間，容易有纖維組織增生的現象，進而造成皮膚攣縮的疤痕。若是在疤痕未成熟前，施以微血管壓二十五毫米汞柱的壓力衣，可減少過度攣縮的成熟疤痕。

在燒燙傷中心的病房裡，住著一位年幼的病患，是個十歲的小男孩，叫做翔翔。他在一場嚴重的國道追撞車禍中，被消防隊員從變形燃燒的車體救出來，全身有三五%深二度到三度灼傷，傷勢主要集中於臉部，後來反覆接受清創和植皮，度過了一段煉獄般的生活。還好憑藉著他強韌的生命力和年輕的復原力，移植上去的皮膚順利地生長，將絕大部分的燒傷傷口都覆蓋了起來，好不容易才撐到疤痕恢復階段，翔翔也因此開始穿戴壓力衣。

儘管他的父親在車禍發生的當場，便因烈焰吞噬而不幸身亡；母親也因陷入嚴重創傷而昏迷不醒，事故後便住進ＩＣＵ接受治療，久久仍未清醒。但翔翔得知噩耗後，卻表現得異常堅強，只是沉默無語個幾天後，便開始在查房時，開口跟我們聊天講話。翔翔說自己最喜歡美國隊長，覺得他是個眞正的英雄，因爲無論在什麼樣的環境或多麼不利的情況下，他都會勇敢地挺身而出，打擊所有邪惡之徒，從不表現出軟弱或哀怨。而戴著壓力頭套，讓翔翔覺得自己看起來很像美國隊長，心中也因此充滿自信、感受到力量。

看著原本萎靡消沉的翔翔，終於打起精神來，我們也深感欣喜。某天，查完房後，我回頭去找他，跟他聊聊天。爲了幫他打氣，我摸摸翔翔的頭說：

「翔翔，你眞的很勇敢！我們來玩個遊戲：你好好讓我們這些醫師哥哥和護理師姊姊幫你治療，努力把送來的每一道飯菜吃光光，再把每一顆藥都吞下去，這樣你的身體就會康復得更好更快。等你出院那一天，我幫你把頭套塗成藍色，然後在額頭畫上一顆星星，讓你變成眞正的美國隊長！這樣好不好？」

只見翔翔興奮地點點頭，雙手用力在半空中揮動，高興地大喊：「好好好！耶！你說的喔！」縱使他大半張臉都籠罩於二十五毫米汞柱的壓力頭套下，但是這壓力不足以封住他上揚的嘴角。我伸出手，用小指跟他打勾勾，再加上大拇指蓋章，完成男子漢之間的約定。就在這個瞬間，原本在心中擴散的些許陰鬱，漸漸被這樂觀的小男孩掃除，一點一滴消散。

在大夥專業細心的照護下，翔翔原本嚴重的傷勢持續且穩定地改善，而他的笑容也與病情的進步成正比，日漸開展綻放。直到有一次值夜班，我因爲處理其他樓層的病患狀況，不經意地路過燒燙傷中心；心想手邊的事情剛好告一個段落，便拐了個彎，走了進去，打算看看翔翔的狀況。沒想到一踏進病房，沒有看到原本預期中的笑容，反倒看見他背對門口、蜷縮著身子不斷發抖。

當下，我直覺認爲可能是傷口在疼痛，於是繞過床腳，想查看他的狀況，問他是否需要調整止痛藥的劑量。沒想到，映入眼簾的是全身顫抖著的翔翔緊緊環抱雙膝，臉孔深埋膝間、無聲哭泣的模樣，而壓力面罩早已被淚水浸濕了大半。那瞬間，我的心糾結成一大塊，雖然想安慰他，一時之間卻找不到任何適合的開頭，只能拍拍他的肩膀，對他說：「翔翔，你還好嗎？我知道你眞的很勇敢……如果有什麼事情，都可以跟哥哥說喔！」

接著，翔翔以哽咽卻異常堅定的聲音，娓娓道出我所不知道的故事後半段。其實在車禍的當下，卡在變形駕駛座上的爸爸，對著前來救援的消防隊大喊，要他們先把妻兒救出去，最後再救他；而就在烈焰即將吞噬一切的千鈞一髮之際，他奮力轉過頭對翔翔說：「如果爸爸來不及去找你們，你一定要像美國隊長那樣勇敢，保護媽媽！」

「我不要讓媽媽看到眼淚，因爲……我已經答應爸爸，我很勇敢，我不會哭！我要保護媽媽！我要一直一直保護媽媽！」看著淚水不斷湧出，卻又努力忍住不哭出聲的翔翔，一字一句說出這些既超齡成熟又令人感動的話，我一時之間不禁鼻酸。這樣幼小的軀體裡，竟蘊含著如此巨大的堅強，這樣暖心又強大的力量，確實地撼動著我每一根神經。

我只能伸出手，拍拍他的肩膀：「翔翔，我相信你一定可以！有一天你一定可以成爲……能保護媽媽一輩子的美國隊長！」

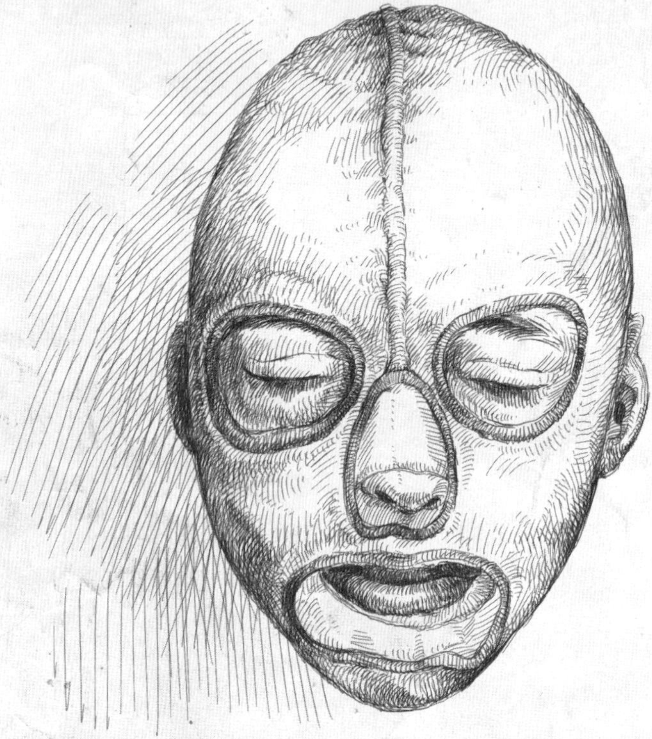

Elastic pressure garment.

親愛的，晚安

親愛的小欣，晚安。

今晚是我跟妳說的第三六四九個晚安。過了今晚，就是妳三十六歲生日，也是我們在一起的十週年，更是我們第六個結婚紀念日。

親愛的，晚安。

還記得一向喜歡打羽球和登山的妳，一直都沒生過什麼大病，最常使用健保卡的狀況，就是去復健科看運動過度造成的肌肉拉傷。在我跟妳說第三五三九個晚安的那一夜，妳說左上腹部已經悶痛了兩個禮拜，說不準是哪種不適，有點像腸胃炎的痛再加上間歇性脹痛，只差沒有嘔吐、拉肚子；而且這種不舒服的感覺一直都在，完全沒有消失，不像之前因腸胃炎鬧肚子那樣，終究會漸漸好轉。

我知道妳剛到新公司，還在適應新的職場環境，再加上絲毫不馬虎的個性，總是將每件事做到百分之兩百完美，卻給自己帶來極大的壓力。也因此，當工作如潰堤的潮水般湧來時，妳常忙到忘記吃飯，肚子有時甚至會痛到無法入眠。妳一直覺得是壓力太大的關係，忍一忍就會過去；但是一聽到妳說這次症狀和以往不同，總覺得事有蹊蹺，於是三不五時便叮嚀妳，還是去醫院檢查一下比較安心。

妳總是說：「好好好！我會抽空去檢查。」但妳終究沒有去，妳還是心不在焉地說：「我是說，我會『抽空』去看，但是我沒有空可以抽啊！會啦，我會去看醫生啦！」

親愛的，晚安。

在我跟妳說過第三五九九個晚安後，妳因腹痛加劇，伴隨食欲不振，嘔吐頻率也開始變高，終於肯放下手邊的工作，讓我帶妳去大醫院檢查。這段時間，看著妳將手錶錶帶一格一格地往內調，我才察覺妳因這般不知名的狀態不斷消瘦，原本就纖細苗條的妳，體重竟然在這短短的幾個月內掉了四到五公斤，這幾乎是妳原本體重的一〇%。

到了醫學中心，進行初步理學檢查後發現胃部脹大，伴隨著廣泛性壓痛，抽血結果也顯示白血球數增多。做了腹部電腦斷層檢查後發現，胃部長出一大塊腫瘤，還伴隨著腹膜轉移。安排胃鏡做病理取樣的結果，也證實是轉移性的胃腺癌。

我們震驚到以爲在做夢，一場很眞實，卻又超乎想像的夢。無法相信也不能接受的是，不久之前，我們還像平凡的家庭一樣，晚餐後一起窩在電視機前，聊天分享自己的生活和趣事；現在卻得面對彷彿電影裡才會出現的劇情，被迫這麼早就要思考生離死別……

親愛的，晚安。

在我跟妳說過第三六〇六個晚安的隔天，妳接受醫師建議，做了腹腔鏡手術探查。果不其然，證實腹膜上有一顆兩公分的腫瘤，周圍還伴隨著許多較小的腹膜轉移腫瘤。整整三天，我們以淚洗面，脆弱的心在短短時間內死了兩次。

隨後，我們在網路上和病友聚會，認識許多抗癌成功的病友，了解他們如何以堅定但樂觀的心態與癌細胞共存；我們也終於打起精神、鼓起勇氣，重新振作以面對接下來的治療。醫師開刀在妳右胸的頭靜脈（cephalic vein）安裝人工靜脈導管後，便開始進行歐力普（oxaliplatin）和欣悅澤（ramucirumab）這兩項藥物的雙週化療。

妳說妳知道，人生將開始加速，從第四期的癌末人生開始啓航，偏離我們原本在航海日誌上規畫好的航線，航向一切皆爲未知的海域。

親愛的，晚安。

今晚是我跟妳說的第三六四九個晚安，明天就是妳三十六歲的生日。我跟妳窩在病房角落，抱著妳，陪妳面對第四次化療。

隨著時間過去，癌細胞在妳體內攻城掠地的程度日益凶猛。妳開始出現間歇性的呼吸困難，必須戴上高流量氧氣罩，才能稍稍安穩地躺在病床上。腸阻塞的狀況也日益嚴重，不僅腹部脹痛加劇，更常常吐得一塌糊塗。我看得好生不捨，妳卻忍著不適對我說：

「就像那時候，我們還在交往前的曖昧期，一起坐船到蘭嶼玩，結果我在船上暈船吐得天昏地暗。你抱著我、安撫我，讓我待在你懷裡，而我也確認自己要跟你走一輩子。就算人事全非、物換星移，不變的是，你還是陪在我身邊，依然溫柔地抱著我。待在你懷裡，我再次確認，你仍是我下輩子的唯一。」

親愛的，晚安。

我越來越害怕跟妳說晚安，因為每一個晚安，都可能成為這輩子的最後一個。所以，親愛的，今晚讓我靜靜抱著妳，靜靜倒數白天的來臨，讓我能親口跟妳說第三六五〇個早安。

後記：

經過一段時間的相處，小欣的先生將他們的心路歷程向我娓娓道來。從一開始發現腫瘤、中間忐忑不安的心情、確診之後的驚慌、重新提振士氣的堅定、面對治療時的痛苦，以及最後充滿愛與感恩的陪伴，他讓我以他的角度，寫下他們鶼鰈情深的故事。

之後，小欣接受了減積手術以及高溫腹腔化療灌洗術❶，為生命爭取到一段相對穩定的歲月。她十分珍惜且充分利用了這十三個月，完成了人生清單上的許多項目。最後，住進安寧病房的小欣，在心愛的家人及丈夫圍繞陪伴下，安詳地闔上雙眼前，將清單上的最後一項畫掉，那一項寫著：離開那天，能窩在心愛的他懷裡睡去。

❶ hyperthermic intraperitoneal chemotherapy，手術時，將化學藥物加熱到特定溫度後，再打入腹腔，以期殺死癌細胞，並增加細胞吸收化療藥物的效果。

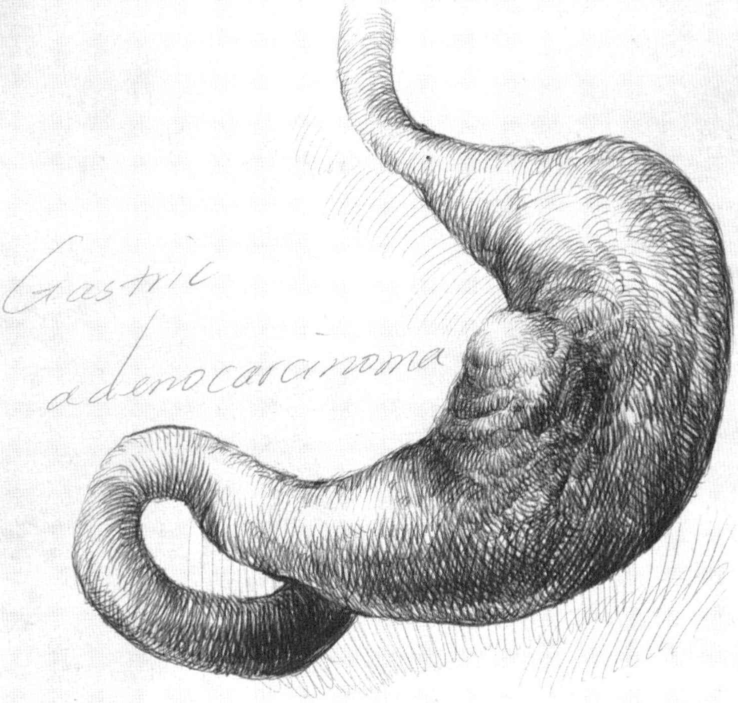
Gastric
adenocarcinoma

最長的一段路

所謂的遠近，一直都是相對主觀的概念，會被每個人不同的觀感和認知所影響。比如說，從ＩＣＵ大門口到刀房的距離，加上彎來拐去的走廊彎道，大約是四十公尺；這差不多是我早晨去醫院上班時，會順路繞去便利商店買咖啡的距離。對我來說，這段路程並不遠，即使眼看外科晨會就要遲到，我還是能衝刺折返跑去買早餐，並在會議室關燈播放簡報前坐到位置上。但是，對阿暉的媽媽來說，卻是她這一生走過最長的一段路。

二十歲出頭的阿暉，雖然還在學校念書，但從小就知道自己家境不好。十分懂事的他，不似同年紀的朋友那樣，過著衣食無缺、一放假時便呼朋引伴吃喝玩樂的日子；相反的，除了生活節儉簡樸，只要他一有空，就到處兼職打工，賺取自己的學費和零用錢；甚至還在父親過世之後，盡力扛起家中部分債務，找更多工作來貼補家用。

阿暉的媽媽經常自責怨嘆，一方面覺得自己不能給阿暉安穩無缺的生活，但另一方面又需要這孩子分擔部分經濟壓力，心中的千頭萬緒和無奈總是不斷交雜撕扯，尤其是她不只一次接到來自醫院的電話，每次都是因爲阿暉過度疲累而發生車禍，更是煎熬著她千瘡百孔的心。

媽媽總是叫阿暉量力而爲，不要讓自己如此過勞，而阿暉嘴上也總是答應媽媽「下次不會」；但因爲都只有小擦傷，所以他全然沒放在心上，依舊仗著年輕力壯，出院後便又開始東奔西跑、像陀螺般打轉。對他來說，只要讓媽媽盡快脫離債務的糾纏、早日過上悠然清閒的生活，自己就能比較寬心，也能不辜負他和爸爸的約定。

只是，最讓阿暉媽媽害怕的電話，終究還是打來了。那個晚上，阿暉再次被送到急診，一樣是車禍創傷。但不幸的是，這次頭部受創嚴重，入院時的昏迷指數是最低的三分，腦部電腦斷層顯示腦區嚴重出血，需要動緊急手術來清除血塊。

媽媽一接到電話，立即趕到醫院簽署所有文件，好讓阿暉在第一時間能以最快的速度進入刀房、接受神經外科手術。經過幾個小時，儘管手術順利完成，但後續送到外科加護病房觀察好幾天的結果，腦壓依然因受創太嚴重而居高不下，昏迷指數毫無起色，甚至還出現瞳孔放大、失去咳嗽反射等現象；換句話說，已經瀕臨腦死狀態。

每天會客時間一到，阿暉媽媽必定準時出現；但任憑她如何喊叫、呼喚、拍擊、捶打，阿暉不動就是不動，連期待他發出一絲呻吟都是奢侈。最後，神經外科和加護病房主治醫師們不得不向阿暉媽媽宣布極不樂觀的預後：阿暉有很大的機率已經腦死。雖然眞正的診斷要經過兩位神經專科醫師執行腦死判定後才能確認，不過阿暉媽媽在得知這個結局後，隔天便在會客時間對我們說：

「我實在是……很愛這個小孩，他這麼懂事，又這麼貼心，這輩子卻一直在受苦，也沒好好享受過該有的童年……不過我也知道，接下來的情況很不樂觀，我希望……他來人世間走一遭，至少在離開之前，能對社會有些貢獻……」主治醫師有些意會過來，便將媽媽拉到旁邊的護理站，小聲地再次確認：「我了解妳的不捨和悲痛，但妳說妳希望阿暉能再多爲社會做一點事，指的是……」

「器官捐贈！我想讓他器官捐贈！在你們跟我解釋說，他很有可能已經腦死之後，這個念頭就突然閃進我腦中……」阿暉媽媽哽咽卻堅定地說著：「之前和阿暉一起看新聞，看到一個警察執勤時意外腦死，最後選擇遺愛人間，以大愛完整了六個家庭……我們聊了好多好久，阿暉說，如果他也有這麼一天，希望能換個方式繼續活下去……」

「我知道了，我明白妳的意思，我會請器捐協調師和社工再跟妳談談！很感謝妳的大愛，能讓這份心意傳遞下去。」主治醫師拍拍阿暉媽媽的肩膀，堅定、簡短，但也小心翼翼地回應著，因爲很明顯的，阿暉媽媽說這些話的同時，也用盡全力忍住蓄積在雙眼裡的淚水。

很快的，外科加護病房陸續安排兩位神經科醫師來做腦死判定。最終，確認了阿暉的腦幹完全失去功能，所有的腦神經反射也已消失，同時沒有自主呼吸功能，已處於腦死狀態。阿暉媽媽沒有太多懸念，很快就簽署了器官捐贈文件，堅定地要讓阿暉發揮最極致的大愛。經過一連串協調和配對，找到器官捐贈的對象，也敲定了手術日期。這段時間，阿暉媽媽依舊天天前來探望，不過都沒有說太多話，只是默默握著兒子的手，靜靜看著他的臉，偶爾靠近他耳畔軟語呢喃：「你是不是睡著了啊？沒關係，媽媽在旁邊陪著你，你這樣就能感覺到。不過，你只要張開眼睛，我就帶你回家，我們一起回家。」

可惜的是，既定的手術日期到來，阿暉仍然雙眼緊閉，一點反應也沒有。當天清晨，送刀的時刻一到，我們走向阿暉，圍繞著那張布滿儀器線路和點滴管線的病床，做完最後確認，解除了床腳的滾輪鎖扣，推著病床，朝著加護病房大門前進。

我一邊壓著人工急救甦醒球，將氧氣送進阿暉那無法自行呼吸的胸腔，護理師也一邊傾身在他耳邊輕語：「阿暉，不要怕，現在要送你去刀房喔，我們都會在你身邊。別怕！」同時還溫柔地撫著他的肩。我知道，腦死的病人理論上無法察覺外部的聲音，也不會產生反應；但會不會有那麼一些時刻，是超脫科學和醫學可以解釋的？會不會其實阿暉還能聽到聲音，只是腦袋和身體斷線，所以無法做出動作？若是眞的有，在這一片漆黑混沌的時刻，聽到護理師溫暖撫慰的話語時，他會不會相信人世間有天使存在？

我們將阿暉推出加護病房，在「唰」一聲開啓的大門那端，站著憔悴蒼白的阿暉媽媽。從她浮腫的雙眼和暗沉的黑眼圈可以看出，她已經數夜未眠；爲了這一刻，她徹夜守在大門前，未曾返家。

看到病床推出來後，阿暉的媽媽便走到病床右側，雙手搭上病床側面的欄杆，和我們一起推著阿暉，走向刀房，陪他走上人生旅途最後一段路。一路上，阿暉媽媽沒講什麼話，只是默默地扶著病床向前移動；但我看到她始終緊握著阿暉的手，緊到像是深怕一不小心手滑鬆掉，阿暉就會被洶湧急流沖走似的。接連轉了幾個彎之後，進入一段筆直挑高的長廊，清晨的朝陽從兩側的玻璃窗灑了進來，透過一根根欄杆和窗架，斑駁地照射在冷清單調的冷白色走廊上，也在我們這一行神聖且靜默行進的隊伍身上，打上一條條溫暖的金黃色光斑。穿梭在這明暗交織的巨塔隧道裡，陽光如同閃光燈，在每個人臉上閃爍著，照得阿暉的媽媽不住眨眼，眼角的淚水也因此格外耀眼。

事後，阿暉媽媽才跟我們說，走在那條有些超現實的光之隧道中，忽明忽滅的陽光照得她有些迷離恍惚。就在她不停眨著眼睛的當下，彷彿走進時光隧道，牽著阿暉的她突然產生暈眩般的錯覺——仍牽著小時候阿暉的錯覺：牽著還踉踉蹌蹌、跌跌撞撞的他，陪他一步步學走路；牽著好奇至極、到處探索的他，陪他從一花一草認識這個世界；牽著雖然已開始上學，卻怕生膽怯的他，陪他融入新的環境和人群；牽著總是因追趕跑跳而跌倒受傷的他，陪他到他最害怕的醫院看診擦藥。

在時光隧道裡，她牢牢地牽著兒子的手，從好小好小的小朋友開始，陪著他歷經嬰兒期、幼童期、學齡期、青春期……慢慢越長越大。這短短的一段長廊，她像是走了一輩子。最後，她被突然響起的心跳監測儀器警示聲驚醒，定睛一看，這場景多麼熟悉，卻也異常的陌生不堪。相同的是，她仍緊緊握著阿暉的手，但兒子卻不像過去那樣，抬起頭、張大眼睛看著媽媽，也沒有大笑、大叫或大哭，而是靜靜含著管子、閉上雙眼，毫無反應地躺在病床上。這是夢嗎？這是夢吧！才能解釋這一切爲何如此不眞實。但怎麼這個惡夢彷彿永遠做不完？如果牽著小阿暉才是夢，她寧願一輩子沉睡不醒。

這條長廊走到盡頭，映入眼簾的是一道不鏽鋼自動門——那是通往刀房的入口，是阿暉生命的句點，也是生死兩界的界碑。將病床推至門邊，不鏽鋼大門便刷了開來，從裡頭步出的刀房護理師走到床邊，和ＩＣＵ護理師交班病人資料及最後狀況。緊湊的劇情在此按下了暫停鍵，阿暉的媽媽得以稍作喘息。她珍惜著這輩子仍爲母子的最後時光，臉頰輕貼著阿暉的額角，雙手慢慢順著兒子的耳朵和臉龐輕撫而下，用混雜著哽咽的氣音細細地說：

「接下來的路，媽媽沒辦法陪你走了……我知道你怕黑，你要記得媽媽的話，如果看到亮亮的地方，一定要趕快跑過去喔！這樣才能投胎到好人家，不要再碰到像爸爸媽媽這樣的父母，不能好好照顧你、把你帶好。我的阿暉寶貝阿……寶貝啊……你永遠都是我的寶貝！永遠是我最愛的寶貝……」

察覺到眼瞼快攔不住潰堤的珍珠，阿暉媽媽猛然起身往後站，不讓捨不得的眼淚沾染到阿暉，深怕他因此眷戀人世，徘徊滯留，無法好好轉生到更好的來世。

交班結束，阿暉準備移交到刀房。我們放開握著床沿欄杆的手，列隊分站在阿暉兩側，向著他深深一鞠躬，感謝他昇華爲大我之愛，遺愛人間，化身眞正的肉身菩薩，用自己的血肉身軀，拯救其他垂死的靈魂。同時也向阿暉媽媽敬禮，感謝她做出如此沉重的決定，以及在這段時間裡日日夜夜承受著心理煎熬，才得以成全這份人間極致的愛，繼續在每位受贈者的血液中傳遞下去。送君千里，終須一別，只是這一別，是永別。縱然使勁地緊握著，但媽媽終究鬆開了顫抖的雙手，讓阿暉在恢復轉動的時間巨輪推動下，繼續前往手術室，走向最終章。

ICU護理師一個接一個握住阿暉媽媽的手，試圖安慰她；阿暉媽媽則強忍著從心臟滿溢至咽喉的滾燙酸澀，始終用雙眼凝視著兒子最後的身影。隨著病床被推向手術室深處的另一道內門，越來越遠……越來越小……越來越模糊……但內心的聲音卻開始交雜著阿暉曾經的那些嘻笑聲、打鬧聲、哭喊聲、爭吵聲、講話聲……越來越清晰，越來越響亮。

「唰！」的一聲，視野被突然關上的不鏽鋼自動門截斷，剎時，阿暉媽媽再也禁不住胸口那些奔騰翻攪的眷眷之心，那些沉厚濃烈的戀戀難捨，一股腦地將這段時間隱忍深吞的一切，全部在刀房大門前傾瀉而出，久久不能自已。

阿暉消失了嗎？我想，他的生命的確實畫下了句點，不過他強壯的心臟，在當天下午搭上高鐵，趕到另一座遙遠的城市，即時種植於一副即將枯萎的軀體中，成功地重新在胸腔裡跳動起來，讓豐沛的生命力充盈每一條血管，成就一個素昧平生的靈魂，使其再次綻放出最美的生命之花。部分的他，在生命的旅程走到句號後，換了另一頁，重新開始，繼續寫下生生不息的全新篇章，繼續走在這條仍未走完的未來路上。

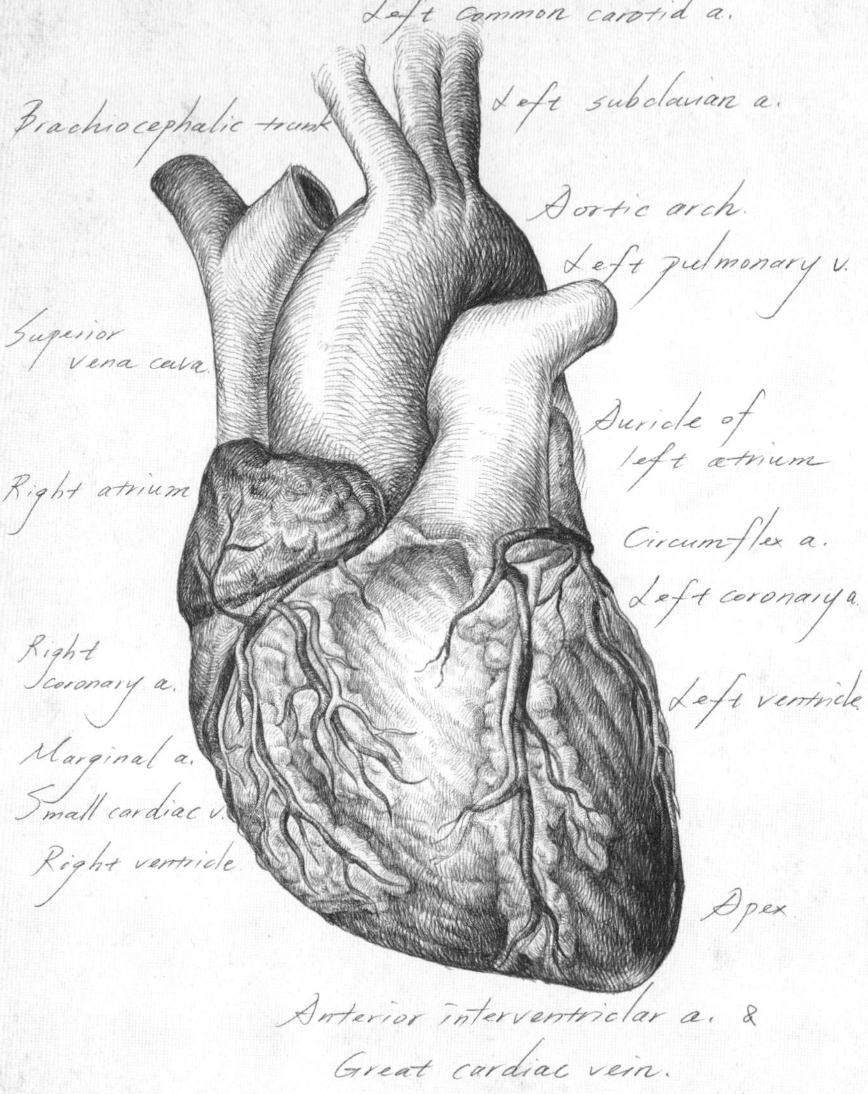
Left common carotid a.
Left subclavian a.
Brachiocephalic trunk
Aortic arch
Left pulmonary v.
Superior vena cava
Auricle of left atrium
Right atrium
Circumflex a.
Left coronary a.
Right coronary a.
Left ventricle
Marginal a.
Small cardiac v.
Right ventricle
Apex
Anterior interventricular a. &
Great cardiac vein.

[Heart donation]

愛情的年輪

有一位九十二歲的阿嬤，因爲反覆腹內感染而三番兩次入院治療，每當她病情好轉、準備出院時，總是會託家人帶來家鄉的特產——料多實在的紅豆餅，慰勞病房人員照顧她的辛勞，因此，我們後來都稱這位病人爲「紅豆餅阿嬤」。

幫紅豆餅阿嬤換藥時，她總是會分享一些自己的故事：年輕時，務農的她，要趁著天還沒亮的時候，到田裡整理土地和灌溉作物；也常常在颱風季節裡和老天搏鬥，冒著大風大雨的危險，搶收一整年的血汗。結婚後，要利用工作空檔打理家中長輩及小孩們吃喝拉撒等日常瑣事。中年時，丈夫莫名生了大病，需要來回奔波家裡和醫院之間，總是獨自騎著老舊的機車跑了一個多小時，來病房陪陪老伴不說，更必須到處籌錢以支付特殊自費藥物和醫材的費用。老伴過世後，她一肩扛下曾一起勾勒的未來，誓言毫無保留地栽培下一代，讓他們能接受最好的教育，不要像爸媽一樣從事辛苦的勞力工作，因此一人兼任三職，除了在農餘之時跑市場擺攤，也在休市後從事市場的清潔。

紅豆餅阿嬤笑笑地說起每一段過往，但我知道，每一段故事的當下，其實都是苦到笑不出來的回憶。也因此，阿嬤的手長滿了一層又一層的厚繭，粗糙卻也厚實，這是屬於腳踏實地、辛勤奮鬥的人才有的徽章。

時間過去，我們吃到紅豆餅的間隔變得越來越久。我心裡很清楚，隨著每次入院的病情越趨嚴重，紅豆餅阿嬤的住院時間也越拖越長。

可惜的是，曲終人散的時刻終究還是到來。

在一個雷雨交加的午夜，紅豆餅阿嬤的病房奏起了生命交響曲：急促呼吸聲拉開序幕，心跳監視器的蜂鳴聲漸強，伴隨著低音部即興且混亂的膠鞋奔跑聲，以及高音部插管器械與針劑藥物的銳利碰撞聲，穿插著中音部家屬淒厲哭喊的人聲輪唱，觀眾則是其他病床上、眼帶恐慌和懼怕的病人們。整場無調性且不協調的演奏，在連續十六小節的三十二分音符快速心跳嗶嗶聲之後，驟然休止。

「check pulse！（檢查脈搏）」我一邊將併攏的食指和中指壓在紅豆餅阿嬤的頸動脈上，一邊大聲喊出，但指尖卻感受不到任何心臟搏動造成的起伏，說明心臟已經罷工，也象徵著進入下一個寫滿驚滔駭浪的樂章。我趕緊跳上病床、跪在阿嬤右胸側，以每分鐘一百下的速度垂直壓著心窩，將整場交響樂推進到最高潮的心肺復甦術。紅豆餅阿嬤就像大型布娃娃，垂在床沿的雙手毫無生氣地隨著我的每次按壓，不協調地前後甩動。我亟欲從這座駭人的舞臺離開，卻只能在慘白的日光燈聚焦下，繼續演奏這首樂曲。

最後，撕心裂肺但猶豫不決的家屬終於決定簽下DNR，不願再看到阿嬤在凌亂的病床上受苦。揮汗如雨的護理師們和我停止了對阿嬤的急救，接著，心電圖儀器緩緩地吐出交響曲最後一頁的樂譜，上面有一條簡單又樸素的水平黑線，演繹出名爲心臟停跳的終章。

這張薄如蟬翼的熱轉印紙，夾在阿嬤厚如經史般病歷的最後一頁，畫下持續演奏九十二年樂章的全休止符，也成爲她存在於人間的最後證據。我們輕輕撫著紅豆餅阿嬤的額頭，在她充滿皺摺的耳邊說了一句：「阿嬤辛苦了。不用再受苦，也不用再害怕了。一切痛苦都沒有了，妳馬上就會去一個沒有病痛的極樂世界喔。」

隨後，我們一一將阿嬤身上的管路移除：靜脈導管、鼻胃管、導尿管、心電圖導極、氣管內管……我注意到阿嬤左手水腫的無名指，手指根部有個環狀壓痕凹陷，仔細一瞧，是婚戒以七十年歲月烙印出的諾言，是那句名爲「至死不渝」的承諾。

這隻手，牽起一輩子不曾動搖的誓約、溫飽了一整床嗷嗷待哺的稚幼、撫慰了一整夜故作堅強的脆弱、擦拭了一整臉黯然淚下的悲傷、栽培了一整家社會中堅的樹人。她曾用千千萬萬個日夜，以無盡的喜悅、憤怒、哀愁、快樂，與無數個此生交會過的靈魂，碰撞迸發出炙熱的火花。但如今，她的身軀安靜得像豪雨後漂浮在小水窪上的落葉，默默地，躺在急救室冰冷的金屬檯上，並且悄悄地，用那以柴米油鹽醬醋茶堆積出來的厚繭，用花費七十年歲月在水腫的左手無名指上，層疊出一圈又一圈的愛情年輪，訴說一生一世、一生一次的愛。

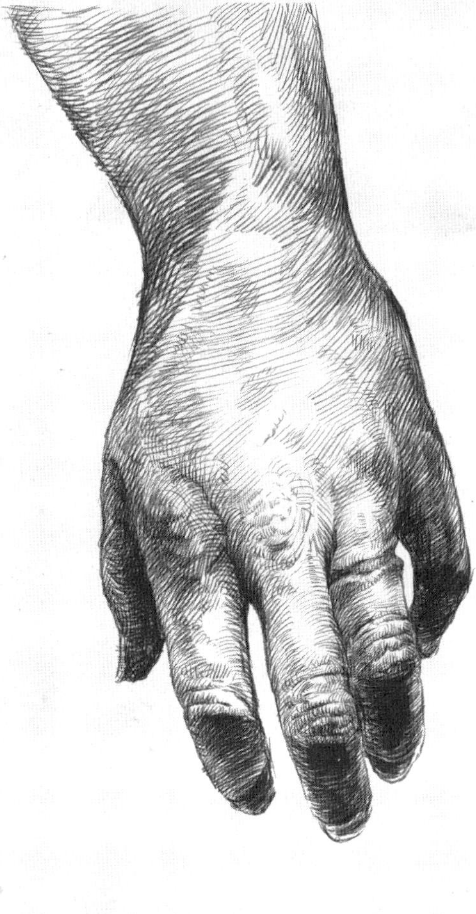

Annual ring
of Love.

最後一刻的愛

五十五歲的美美阿姨在幾個月前開始發覺，明明到了吃飯時間，肚子還是很有飽足感，沒什麼食欲；就算沒吃很多東西，肚子卻一天比一天大。而且即使沒做勞心勞力的事情，一整天下來，身體仍常常感到十分疲倦、精神萎靡，不管睡多久都沒有幫助。

阿姨身體向來硬朗，飲食總是很養生健康，也沒有喝酒的習慣，因此對自己的狀況並不以爲意，並沒有想太多。直到某一天，返鄉的兒子發現：媽媽的眼白怎麼變得黃黃的？才硬是帶著她到附近診所求診。醫師一看，也覺得不太對勁：這是黃疸的症狀，再搭配臨床表徵，很可能有肝臟方面的問題，於是安排他們轉診到大醫院，做更進一步的詳細檢查。

果然，腹部超音波一照，肝硬化和脾臟腫大馬上現形，同時還發現腹腔內已有腹水。抽血檢查總膽紅素、凝血功能、白蛋白、GOT/GTP等等和肝臟相關的數據後，也應證了美美阿姨的肝硬化已嚴重到不得不趕快處理的地步。由於阿姨沒有一般肝硬化常見的危險因子，比如肝炎病毒的感染，也沒有吃什麼具肝毒性的藥物，更沒有大量酗酒，因此醫師從另一個可能導致中年女性產生肝炎的原因——免疫性肝炎來檢查。

簡單來說，身體產生的抗體原本是要用來攻擊外來的細菌和病毒，沒想到卻舉旗造反，回過頭來攻擊自身的肝臟組織，慢慢將它破壞殆盡。不幸的是，實驗室數據也驗證了我們的鑑別診斷，美美阿姨的許多自體免疫相關檢驗數據皆大幅上升，肝臟切片的病理檢查也偏向免疫性肝炎的診斷。

爲了控制疾病的進程，暫時以類固醇和免疫抑制劑來抑制並減緩免疫系統對自身組織的摧毀；不過對於病情嚴重的阿姨來說，最佳也最終極的治療方式，其實是接受肝臟移植，移除受損、失去功能的肝臟，再換上健康的；畢竟她的評估分數已達可接受肝臟移植的程度（末期肝病評估〔MELD score〕大於十五分）。若不進行這項最終極的治療，過不了多久，身體將無法再進行毒素和廢物的代謝、生產合成重要的酵素和蛋白質、儲存肝糖和代謝脂質……等重要生理功能，生命勢必將如風中殘燭般脆弱。

對美美阿姨的兒子來說，自有記憶以來，一直就是與媽媽兩人相依爲命。他深知媽媽含辛茹苦，用盡所有方式、做盡各式工作、吃盡各種苦頭、忍受無數委屈，才終於將他拉拔成人。如今，眼看最愛的母親命懸一線，他自然義不容辭，不加思索便答應捐出自己的右肝，哪怕要承受極大的痛苦，他仍毫不猶豫地簽下同意書。我們很快安排兩人入院，進行一連串移植前評估和檢查，以做出縝密的手術計畫和安排。

手術當天，美美阿姨和兒子一起被推入手術室，他們不斷相互加油打氣，直到最後一刻才放開彼此的手，彷彿深怕有個萬一，便再也見不到對方似的。經過長達十多個小時的手術，順利切下了阿姨一．一公斤的病肝，並成功換上五〇〇克健康的右肝。兒子如願似償地貢獻了自己最純粹的愛，種植於媽媽的腹腔右側深處，繼續毫無保留地過濾、純化她的血液，代謝成千上百種毒素，延續母親原本即將到達終點的生命。

術後，美美阿姨的狀況緩慢但持續進步中，原本以爲這齣感人的戲碼就要迎來幸福的結局，沒想到造化弄人。術後在ICU的照護看似順利，沒想到卻以某一天爲分水嶺，開始急轉直下，走向另一條悲慘的岔路：GOT／GPT、總膽紅素、氨、血清乳酸全都一路竄升。儘管做了肝臟超音波檢查，以確認縫合血管的血流狀態，也做了腹部電腦斷層和膽道胰管磁振造影術，但結果都正常，抗排斥藥的濃度也都維持在正常範圍，找不到明顯的病因。

更糟的是，阿姨開始變得嚴重嗜睡、意識紊亂，還併發了好幾次痙攣，病況惡化到肝腦病變第三級❶。換句話說，美美阿姨遇上了外科醫師的惡夢——不明原因的術後急性肝衰竭，更不幸的是，最佳也是唯一的解決方式，只有再次取得另一枚健康的肝臟，重新進行移植……

病情的急轉直下，對病患、家屬，以及團隊的每個人來說，都是極爲震驚的晴天霹靂：畢竟在如此危急的情況下，若無法即時移植另一枚肝臟，美美阿姨可能活不過一個禮拜；問題是，要馬上獲得另一個器官，更是難上加難，這絕對不像是去百貨公司購物那樣，有錢就買得到。

深陷進退兩難的泥沼中，當下實在沒有本錢遲疑，主治醫師迅速連絡全國

❶ stage III hepatic encephalopathy，指肝臟衰竭所引起之意識障礙。

器官捐贈登錄中心，告知手上有個急需肝臟捐贈的個案，需要緊急協助。登錄中心有項對應於危急病人的規則，凡是預期「一個禮拜內沒有得到器官就會死亡」的病人，會列在優先順位名單中，當週若有匹配的捐贈器官，就會優先給予。但相對的，若是超過一個禮拜仍未出現適合的器官，則會將病人從名單中剔除，因爲預期有很高的機率已無法存活……

在等待奇蹟出現的同時，我們以分子吸附再循系統和血漿置換術來進行俗稱的「洗肝」，暫時支撐阿姨的生命，盡力從鬼門關爭取時間，拖一天算一天。

可惜的是，人算不如天算，隨著時間一天天過去，卻始終沒有任何訊息回傳，阿姨陷入肝昏迷的沉睡時間也越拉越長，希冀奇蹟產生的期望，漸漸凋零成滿地的絕望。到了那個禮拜的最後一天到來，所有的消息依舊像是石沉大海，沒有半點回音，大家已經做好心理準備，開始進行後續安排。

就在那一天即將結束時，主治醫師突然喜出望外地通知大家，在最後一刻被告知有個大體肝臟能捐贈給美美阿姨！肝臟的主人來自於遠方城市一位喜歡海釣的釣客，當天在岸邊垂釣時，被突如其來的瘋狗浪吞噬。後來雖然立即送到醫院搶救，可惜仍無力回天。家屬在最後一刻簽署了器官捐贈同意書，希望將大愛傳遞出去。不過由於當時海象不佳，搜索不易，花費了好一陣子才將人打撈上岸，許多器官卻也因爲缺氧太久無法捐贈，唯獨肝臟的狀態還算良好，也因此能趕上美美阿姨的生命末班車，將自己遺留在人間的大愛，種植在素昧平生卻最有緣分的陌生人體內，繼續在另一個城市、另一個家庭發光發熱。

移植團隊再次日以繼夜地完成數十小時的手術，搶救命在旦夕的美美阿姨，硬是拖著她、不肯讓她在人生終點站下車。幸好，這次手術不但順利成功，移植後的肝臟也運作良好，術後的抽血數據和超音波檢查在在告訴我們，這枚移居的肝臟非常適應新家，完美地發揮所有的功能。

從痲醉中甦醒的那一刻起，美美阿姨便在心裡默默立誓：在自己的餘生中，她將小心翼翼地珍惜並守護這位新房客。因爲她知道，接下來的人生不只是爲自己而活，更是爲了不幸負捨身割愛的貴人託付給她的未完成人生。她要連對方的份一起活下去，活出雙倍的價值，不允許自己有任何一丁點浪費。

這一刻，美美阿姨感受到一股豐沛滿溢的愛，不僅來自於兒子的親情至愛，也來自有緣人的無私大愛。她以體內灌流於上百萬條血管中四五〇〇毫升的純淨血液，見證了人世間最終極的善良。

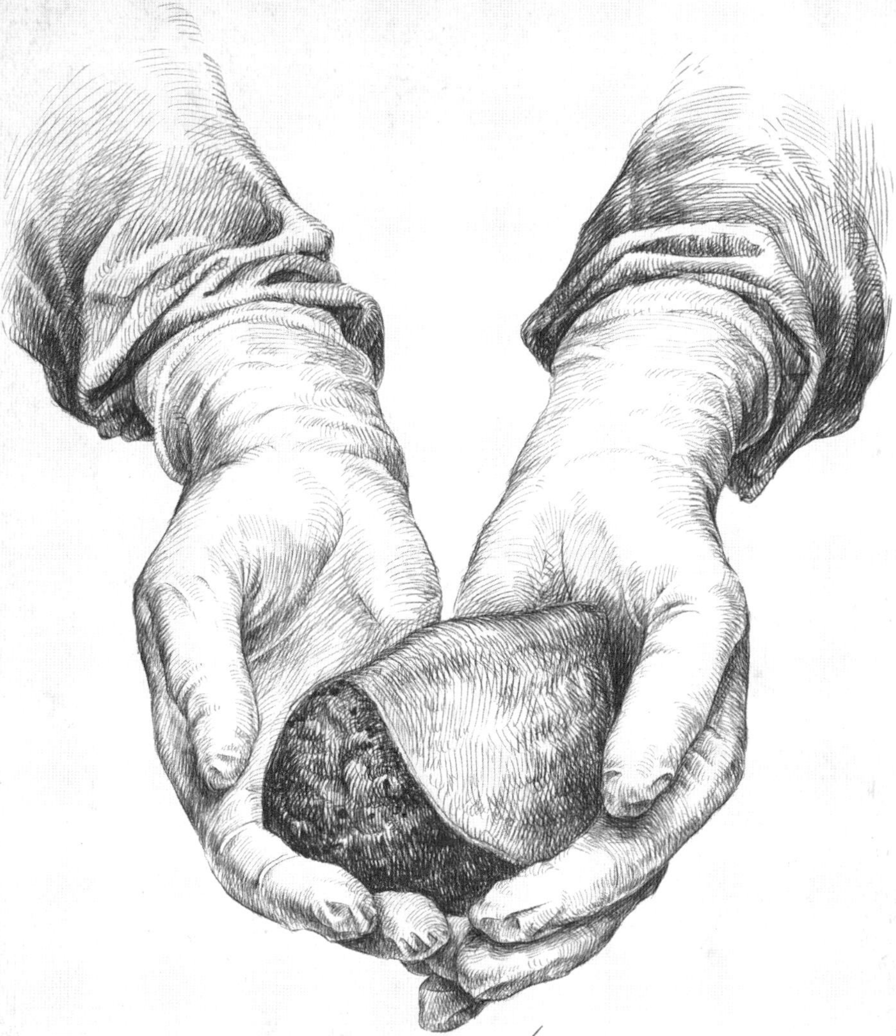

Liver transplantation.

大體老師的手

這輩子到目前為止，第一次也是唯一一次「倒著」認識一個人，是就讀醫學系時期所遇到的一位高齡九十七歲的劉老師。我在劉老師的生命終端相識，並逆著時間，往前認識了他的一生。在他為師的那個學期，從未跟我說過半句話，卻鉅細靡遺地教會我關於人體解剖學的一切。他是我的無語良師——大體老師。

大體解剖實驗課是每位醫學生習醫路上必修的一門課，也必然是大家心中最印象深刻、最刻骨銘心的一段歲月。在此之前，我們已從課堂的投影片和解剖原文書圖譜中，看過無數遍人體從頭到腳和從內到外的器官和結構、背熟組成頭顱的二十九塊骨頭，以及上面所有神經與血管孔洞的拉丁文解剖名詞，更曾細數發自頸部脊神經那分分合合又錯綜複雜的臂神經叢。

但是，直到面對大體老師，我們才第一次親眼看見，那些讓我們花盡多少夜晚、燒盡多少腦細胞所背誦的組織和結構，如何存在於眞實的人體內；而且，對大多數人來說，這更是第一次近距離面對「具體的死亡」。對我們這些初生之犢而言，這衝擊無疑是十分巨大的，不論心理上或視覺上都是。為了做好心理準備，儘管我已在上課前請教過學長姊，關於大體實驗課的種種環節及過程，也從許多醫界前輩的書中探知一二，但至今我仍無法忘懷，第一天推開實驗室大門，那映入眼簾的震撼場景，不管做了多少心理準備都嫌不足：

偌大、空曠的實驗室中，十多組金屬解剖檯一字排開，每組金屬檯上各放了一只長約兩百公分、寬約五十公分的白色不透明袋子，袋子則被內容物撐開成人形——那是十多具大體老師，靜靜地躺在其中。

在那個當下，情緒感受瞬間短路，難以言喻的感覺湧上腦門，完全無法和眼前所見做出邏輯上的連結，因爲目前爲止的人生裡，我從來沒有看過大體，更別說是一次看見十多具大體在眼前一字排開。

隨著課程推進所做的每一件事，都像是颱風天的浪潮拍打著海岸般，猛烈且持續地衝擊我全身每一寸感官：

第一次拉開遺體袋的拉鏈；第一次拿起手術刀劃開人類的肌膚；第一次拉開骨鋸、卸下肢體；第一次移除顱骨、拿出腦組織；第一次打開腹腔、捧著臟器……每一次碰觸，皆扎扎實實地從每一寸手掌皮膚，傳遞到我思緒混亂的大腦，讓每一條神經都綳緊到無法再緊。許多同學更是因此想起過世的親屬或家人，忍不住落下淚來。雖然多年後的我們，終究適應了醫院裡反覆上演的生離死別，也學會在臨床工作中將自己投射於病患身上的情感抽離，但這許許多多「第一次」所帶來的震撼，卻始終深刻地烙印在心中最深沉的角落。

對我來說，尤其衝擊的部分是，隨著課程來到第十週，也從一開始的背部解剖，慢慢推進到正面——這表示，我們會把大體老師翻到正面，並且直接、面對面地看見老師的臉；而我也是在這時候，才第一次見到劉老師的面容。縱使在此之前，我曾無數次在腦中演練第一次見面的場景、想像著可能會有的恐懼，但意外的是，眞正見到大體老師容顏的那瞬間，一切感受都很平靜。老師就像在家中睡午覺般，上百條皺紋描繪出一臉安詳，在我們面前熟睡著。

我想，他生前一定是位心胸開朗、笑顏常開的人吧！這樣才能解釋，爲何絕大部分刻畫在他臉上的皺紋，都是笑肌牽動的痕跡。凡笑過必留下痕跡，縱使老師不會再露出笑容，但這些曾經存在的過往事實，卻有如化石般埋藏在每一條深刻的皺褶中，不必說一字一句，就能清楚印證。也是在那個瞬間，我回想起課程開始前，我們曾去大體老師家拜訪，聽起他的家人對我們述說老師生平的故事。

劉老師在世時，即是一位作育英才的國中老師。簡樸的生活並無餘裕享樂，但他對下一代的教育總是毫無保留地付出，子女們皆受到良好的栽培，並成爲各領域的翹楚。只是當劉老師年歲漸大，卻開始慢慢出現健忘的症狀，不僅忘記家中的住址、電話，連家人的名字都逐漸從腦海中消失。到醫院檢查後才發現，劉老師罹患了阿茲海默症。不過，即使到最後，他連最親密的太太名字都叫不出來，有一件事卻是劉老師記得異常清楚也非常堅持的，那就是他想奉獻自己的一切給畢生熱愛的教育，無論是在世或去世。因此早在他感受到身體開始走下坡時，便自發性地簽署了大體捐贈文件，縱使絕大多數親人都投反對票，卻拿他一點辦法也沒有。

爲了完成自己最後的夢想，他一直將捐贈同意書和健保卡放在一起，一起陪他去看門診、一起送到急診、一起住院，直到生命隕落。

人間一瞬，最終，劉老師成爲了我們的大體老師。在他的有生之年，那雙手曾批改過無數作業、寫下無數板書、傳遞過無數知識；即便在他已過世兩年的現在，依然用溫柔的指尖，指引迷途在複雜人體線路裡的我，一條未來醫者之道。

多年後，我成爲外科住院醫師，還記得第一檯獨立執刀的手術，是幫化療病人在胸前植入人工血管（即植入式靜脈導管）。雖然只是小小的手術，卻是第一次自己拿著手術刀面對活生生的病人。我劃開肌膚、打開表皮組織、撥開眞皮結構、露出皮下脂肪和深處的銀白色筋膜層，經過錯綜糾結的人體結構，直到找到頭靜脈，順利裝上人工血管。

儘管整個過程不算十分流暢，但我卻不至於感到太過陌生，好似有人握著我的手，一層又一層地引領我找到深層的血管，而沒有把刀下在錯誤的地方。我知道，這分似曾相似的熟悉，是因爲有人曾牽著我的手經歷這一切——在我還是個菜菜醫學生時，劉老師就曾牽著我的手，花了半年時間，帶我穿梭在二〇六塊骨頭、六四〇塊肌肉，以及數以萬條神經血管小徑之中，教會我每一塊肌肉、每一條神經、每一層筋膜、每一個器官，將自己的身體當做地圖，教導我生命的眞諦。

劉老師，我很想告訴您，謝謝您曾讓我握著您的手；儘管您的雙手如此冰冷，我的內心卻能感受到無比溫暖。

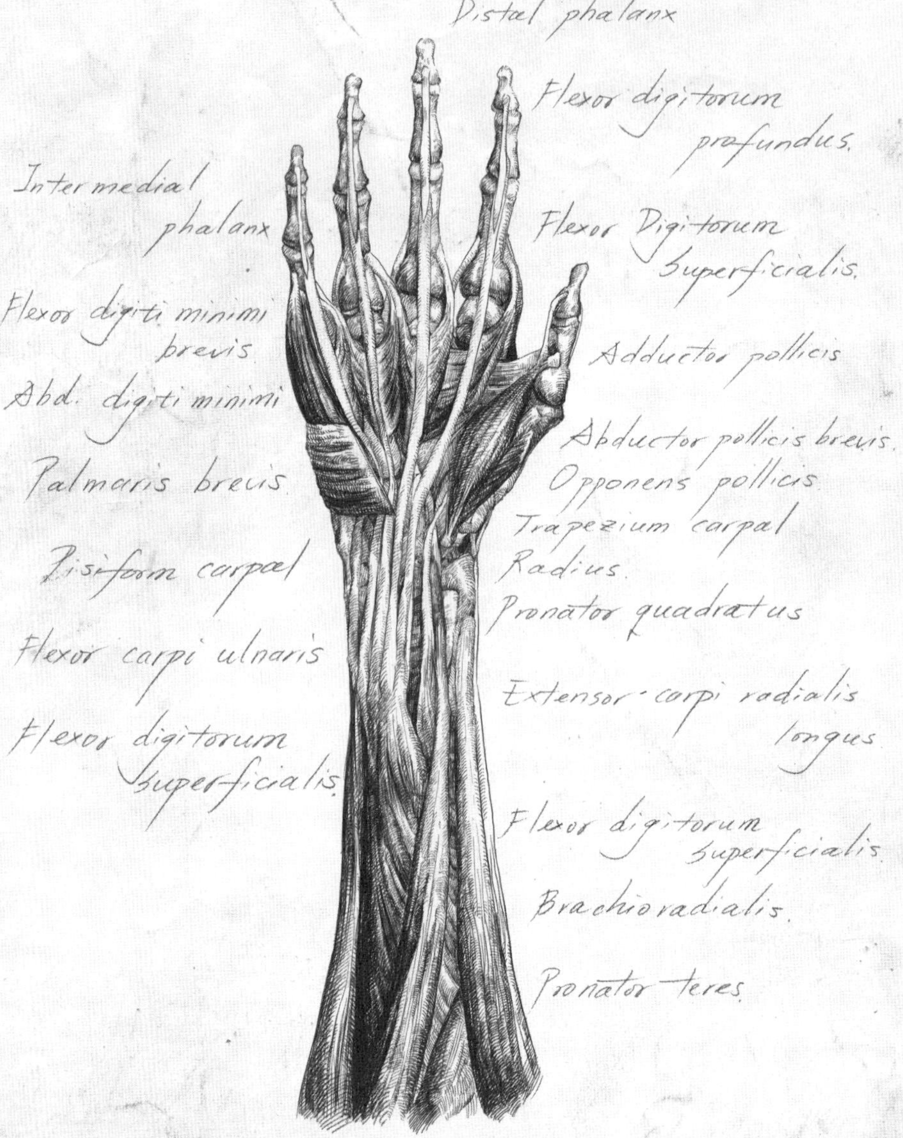

Distal phalanx
Flexor digitorum profundus.
Intermedial phalanx
Flexor Digitorum Superficialis.
Flexor digiti minimi brevis
Adductor pollicis
Abd. digiti minimi
Abductor pollicis brevis.
Palmaris brevis
Opponens pollicis
Trapezium carpal
Pisiform carpal
Radius.
Pronator quadratus
Flexor carpi ulnaris
Extensor carpi radialis longus
Flexor digitorum superficialis.
Flexor digitorum superficialis.
Brachioradialis.
Pronator teres.

生命中的星星

六十二歲的梅雪阿姨這一生打過很多硬仗，她厚如字典的病歷，以及布滿全身大大小小的傷疤，就是活生生的證據：除了本身就有的高血壓和糖尿病外，大約十幾年前，她開始發覺眼皮似乎日益沉重，簡直到了張不開的程度；在菜市場維生的她，也感到原本能輕鬆勝任的搬菜、擺攤、剁肉等工作，越來越變得舉步維艱。鐵齒的梅雪阿姨硬是撐到身體十分不適之後，才到大醫院求診。

不檢查還好，一檢查才發現，她罹患了重症肌無力。這是一種自體免疫疾病，身體自己會產生破壞神經傳導路徑的抗體（抗乙醯膽鹼受體的抗體），使得神經漸漸無法控制肌肉而導致無力，最常見的影響是讓眼球可以隨意轉動的肌肉——眼外肌無力，也可能合併影響肢體、頸部或臉部；情況嚴重一些的病人，甚至連呼吸肌都會疲乏，進而無法自行呼吸，最後因自身抗體導致窒息而喪命。

雖然梅雪阿姨接受了治療，但因爲病程已經進展了一陣子，使得她無論生活還是工作，動作都無法太靈活，有時候甚至還會慢半拍，也因此經常跌倒受傷；更有好幾次在騎機車時，因身體肌肉無法好好操縱龍頭，結果發生車禍，使得病歷裡夾進了好幾張骨折術後的X光片：鎖骨、右手橈骨、大腿股骨和膝蓋的鋼板及骨釘、右小腿脛骨的髓內釘（可以從內部固定骨折處），幾乎就要化身金鋼狼。

她的風濕免疫科醫師總是勸她，若是感到身體疲倦時，就先放下手邊的工作好好休息，但梅雪阿姨總是無奈地笑一笑，搓著手上如年輪般一層又一層的硬繭說：「哎呀！我也很想好好休息啊，但是若停工不做，我要拿什麼來照顧我頭家啊？」

原來，阿姨和丈夫其實是一起跑市場的，夫妻倆總是在清晨四點時便出發載貨。沒想到，在某次霸王寒流席捲全臺的冬日，她先生才離開被窩沒多久，突然因右側肢體無力倒在廁所。送到急診後發現是出血性腦中風，緊急照會神經外科醫師動了急刀，將左半腦區大片的血塊移除，住了好些時日的醫院才回家。只是在那次事件發生後，她先生便嚴重不良於行，腦部的語言區也大受影響，只能用簡單的句子溝通，家中經濟重擔也就此落在梅雪阿姨肩頭上。

生活雖然因此捉襟見肘，阿姨倒也逆來順受。早上在市場穿梭，下午帶先生去醫院復健，歲月就這樣日日磨耗於枯燥單調的生活瑣事中；但他們平凡卻深厚的感情，也在這樣的淬煉中磨除了雜質，留下了純粹。有段時間，他倆經常一起出現在醫院，有時是梅雪阿姨攙扶著先生前去做復健，不時揉著他的雙臂，減緩做完復健動作後的痠痛；有時則是她先生陪著阿姨坐在診間，拍著她的肩膀，撫慰焦慮緊張的心情。鶼鰈情深的愛意，儘管並未用一字一句來表達、示意，卻也在舉手投足間展露無遺。

不知道從什麼時候開始，梅雪阿姨再也沒有出現在醫院；我再看到她時，已經是一年後的事，而且是在急診：她因爲嚴重的跛行❶前來求診。我前去詢問病史，順便打聲招呼。當下，深覺坐在輪椅上的梅雪阿姨和之前很不一樣，除了神情鬱鬱寡歡，也沒有看到阿姨的丈夫。

❶ claudication，專指因血管或神經病變造成的肢體無力。

「這一陣子，沒有走很久喔，腳盤（臺語「腳背」）和小腿就覺得很痛，有時候還會覺得很麻。雖然休息一下會比較好，但是這樣很難在市場好好工作。」她面無表情地簡單描述症狀後，就別過了頭，表示不想多說話。

「啊恁頭家怎麼沒有陪妳一起來？我也好久沒看到他了，他還好嗎？」

阿姨轉過頭來看著我，似乎想說些什麼，最後卻只是抿了抿嘴，抬起頭，望向天花板，接著閉上了眼。我依稀能看見鼓起的眼皮下，眼球不斷轉動著，但她仍保持靜默，什麼都沒說。

「也許阿姨的腳眞的很不舒服吧！」我逕自在心裡隨便尋了個最常見的解釋後，便拿起手邊的公務機，向主治醫師回報這個病人：

「學長，你有個雙下肢疼痛、伴隨間歇性無力的病人，本身 underlying disease（潛在疾病）爲重症肌無力；疼痛的症狀在走了幾百公尺後會加劇惡化，休息後可以改善。雖然重症肌無力本身就會造成肢體無力，不過她其他伴隨的症狀也滿像 arterial claudication（血管性跛行）的。」

爲了進一步鑑別診斷是否爲神經性跛行，「阿姨否認 shopping cart sign（購物車徵象）❷，彎腰休息不會改善症狀，也沒有明顯的腰痠。」我補充病史詢問的結果，接著又問主治醫師：「學長，你要不要收住院、排個檢查？」

「好啊，那收進來排個下肢CTA（computed tomography angiography，電腦斷層血管攝影），照完後你先看一下有沒有thrombus（血栓）。」背景襯著器械碰撞聲和生命徵象監視器的嗶嗶聲響。正在開刀的主治醫師簡短交代完下個步驟後，便匆匆掛上電話；我也隨意就著離我最近的電腦，開啟醫囑系統、輸入CTA的排程，一邊交代著護理師，一邊和阿姨解釋等等要做的檢查。

聽完講解，阿姨仍舊靜默無語，只恍神似的點點頭，隨即便又閉上了眼。不斷響起的公務機，催促我前去其他樓層的病房處理病人，我於是離開了阿姨身邊。

「醫師，梅雪阿姨的片子已經照完了，她剛好在護理站這，你要不要過來看看片子，順便和她解釋？」

幾小時後，護理師再次打給我，於是我再度前往阿姨所在的護理站，拉

❷需要彎腰、像靠在購物車上才能走路的現象。

了把椅子、坐在她旁邊的電腦，開啓已上傳到影像系統的血管攝影影像。沒想到，打開檔案一看，映入眼簾的是有如滿天星斗般的光點，散布在整個小腿的影像中——這代表鈣化高密度病灶❸。阿姨一看到CTA影像，不知怎的突然悲從中來，兩行清淚瞬間便「嘩嘩」地流了下來，一旁的護理師連忙抽了衛生紙塞進阿姨手中，輕拍她的肩頭，好聲探問：「怎麼了？」

此時，阿姨終於願意開口講話：「看到這些星星，我突然想起阮尪……他以前總是說：『阿雪啊～我……實在足感謝這世人遇到妳，就算我中風以後，猶原在身邊陪伴我。若不是有妳，我還眞的不知道要按怎活。我會努力復健，等到可以再站起來之後，我要帶妳去離島看星星，我要把所有星星摘下來送妳。』」

止不住抽泣的阿姨哽咽地說：「誰知道，還沒等到那一天，他去年突然生了重病，走了。這段日子，我實在很怨嘆，他就這樣放我一個人，自己頭也不回地就走了，連頭七那天都沒有回來看我……實在很切心！」

阿姨慢慢抬起頭、看著電腦，說：「看到這些密密麻麻的星星，我才突然

❸鈣化病灶即為附著在血管壁上的纖維斑塊。

感覺到，原來他講的話一直有算數，他一直陪著我，陪我走每一步路！」

我輕撫著梅雪阿姨微顫的肩膀，將原本要用來說明ＣＴＡ檢查報告的那些話全都吞了下去，只是靜靜地陪在阿姨身邊。所有艱澀的醫學術語在此刻全都顯得多餘，我想，這動人的瞬間，就以這最美的詮釋來作結吧！

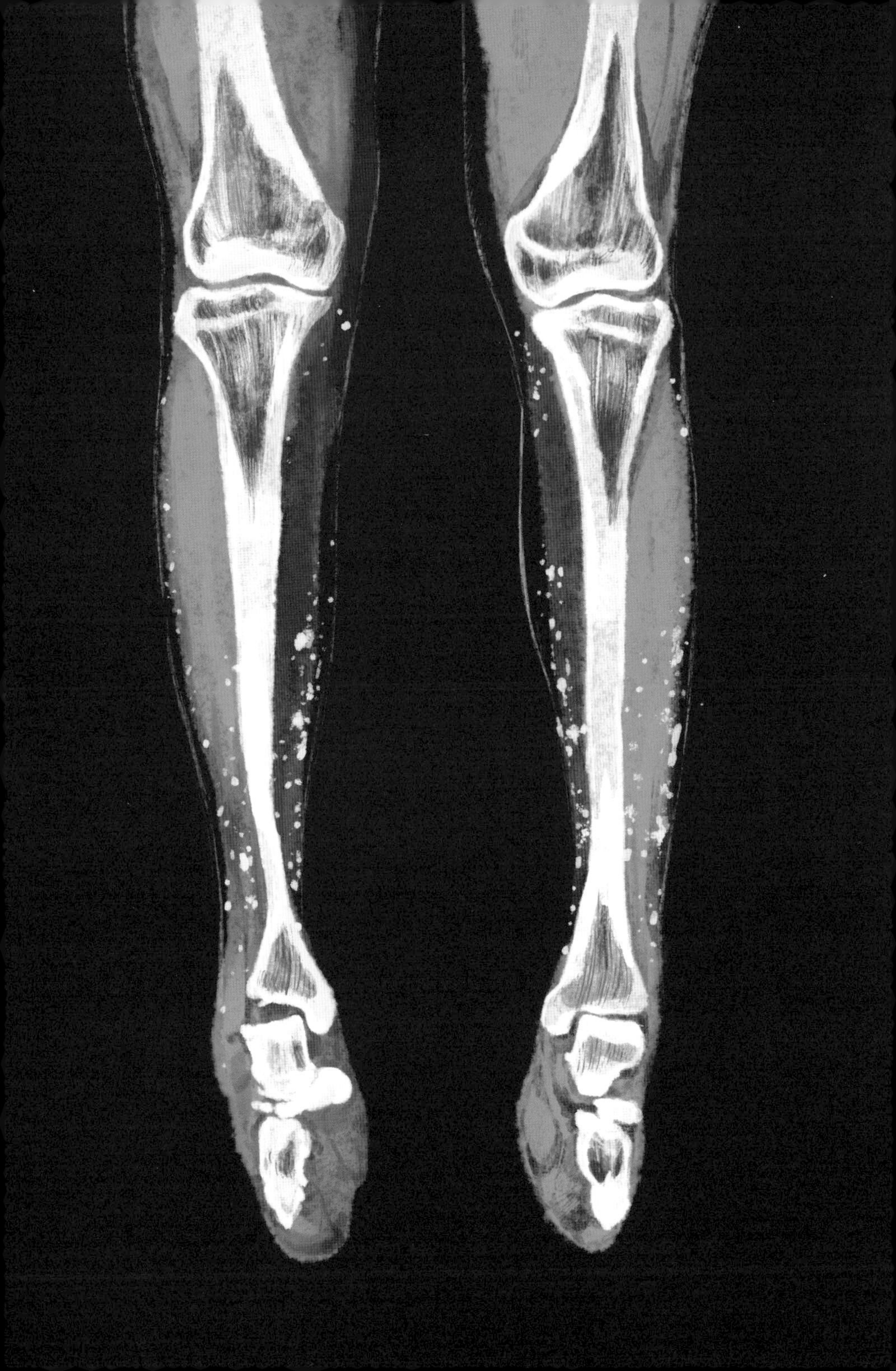

子宮解剖學

平均長度七．六公分、寬五公分、重六〇克，如此迷你的子宮，卻是人體構造中極具神奇能力的器官：以去氧核糖核酸（DNA）和神經鞘脂質揉捏出腦組織和神經；加注肌動蛋白和肌球微絲以塑造器官和肌肉；混合著膠原纖維和磷酸鈣，以鑄鍛海綿骨和緻密骨；接著，再拌以大量的水分和養分，以及滿滿的關愛和期待，經過長達三十九週的醞釀及發酵，最終誕生出的，是整個人類浩瀚的文明。

人類之所以能長時間存在於地球，多虧了每一位偉大母親無止盡的孕育與付出。也許她們很少出現在史書古籍的篇章裡，卻是推動每一頁的力量；她們也許沒有強壯的體力和精力，卻能孕育出開疆闢土的人類歷史和未來。敬，從古至今，天底下每位偉大的媽媽！

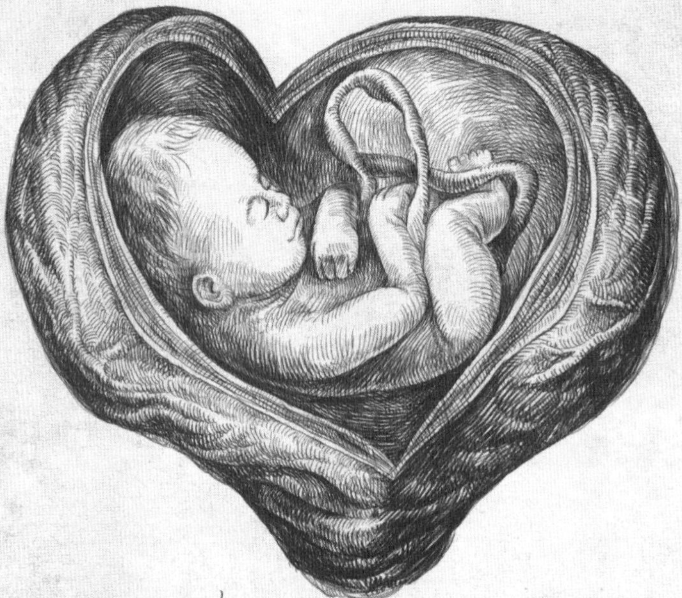

Uterus anatomy

Eurasian Publishing Group
圓神出版事業機構
用心與你對話．視野無限寬廣
究竟出版社
Athena Press

www.booklife.com.tw
reader@mail.eurasian.com.tw

第一本 110

每個器官都在訴說愛：最撩心的解剖學

作　　者／手拉心 Solaxin
發 行 人／簡志忠
出 版 者／究竟出版社股份有限公司
地　　址／臺北市南京東路四段50號6樓之1
電　　話／（02）2579-6600．2579-8800．2570-3939
傳　　真／（02）2579-0338．2577-3220．2570-3636
總 編 輯／陳秋月
副總編輯／賴良珠
專案企畫／尉遲佩文
責任編輯／林雅萩
校　　對／手拉心 Solaxin、林雅萩、賴良珠
美術編輯／金益健
行銷企畫／陳禹伶．鄭曉薇
印務統籌／劉鳳剛．高榮祥
監　　印／高榮祥
排　　版／莊寶鈴
經 銷 商／叩應股份有限公司
郵撥帳號／18707239
法律顧問／圓神出版事業機構法律顧問　蕭雄淋律師
印　　刷／祥峰印刷廠
2021年12月　初版

定價 290 元
ISBN 978-986-137-348-5

對自己生命的終點，和對無常進行反思並不可悲，
事實恰恰相反，對死亡及生命中種種變化的體驗，
正是能讓我們專注於當下的關鍵。

——馬修·李卡德 等，《人生關鍵字》

國家圖書館出版品預行編目資料

每個器官都在訴說愛：最撩心的解剖學／手拉心 Solaxin 著 -- 初版 --
臺北市：究竟，2021.12
192 面；14.8×20.8公分 --（第一本：110）

ISBN 978-986-137-348-5（平裝）
1. 醫學　2. 醫病關係　3. 通俗作品
419.47　　110017325